JN235028

臨床実習のための

歩行分析トレーニングブック

臨床歩行分析研究会 編

金原出版株式会社

はじめに

　PT・OT の養成課程では，臨床実習の重要性が極めて高いことはよく知られています。しかし，近年のリハビリテーション医療の制度改革は，効率化とスピードアップを要求しています。したがって，プロのセラピストですら，時間をかけた検査や評価が従来のようにはできなくなってきています。同時に養成課程における臨床実習の時間数は徐々に減少してきました。極端な場合，20 年前は 36 週間であったものが現在 18 週間の養成校もあります。この厳しい現実に対して，学生達に目を向けると，特に臨床で求められる「観察力」「考察力」「文章表現力」は，いずれも十分に身につけて臨床実習に臨んでいるとは言えません。これらの能力は，講義を受けてノートを作るだけでは習得できません。自ら「見て」「考えて」「書いてみる」以外の王道はないと思います。とはいっても，ゼロの状態から独習することは非常に非効率的で限界もあります。

　そこで本書では CG 上で病的歩行の分析を行います。まず，模倣から始めた方が要領を得る場合もありますので，解説を読みながら，「書き方」を学んでから，改めて自分で書く練習をしても構いません。

　最初のステップとして，ある程度「観察力」を習得できれば，次のステップとして関節まわりに働く力のモーメントについて考察するトレーニングを行います。観察による歩行分析でも応用可能な方法として，足部の接地位置，関節の位置，重心の位置の 3 点の位置関係から，概ね屈曲方向か伸展方向か，大きいか小さいか程度は想定できるようになります。この関節モーメントから「この関節では伸展筋に大きな力が要求されている。だから歩行可能な距離が短い」とか，「この関節の後方に歩行時痛がある。これは通常起こり得ない伸展方向の外力が発生しているからだ」といった症状や徴候との関連性を考察して下さい。本書には計測装置による関節モーメントも表示されているので，自分の分析能力を検証することができます。

　最後に，ただし書きとして読者の方に理解していただきたいことは，本書で書かれていることが唯一無二の教典のようなものではないということです。たとえば筋力を調べる場合，徒手筋力テスト，等速性運動機器，周径計測のほか多くの方法があり，すべて筋力を示しています。機能を検査する以上，いろいろなコンセプトやアプローチがあることが自然です。重要なことは，優劣をつけることではなく，その治療場面に応じた方法や考えを適宜使い分けることだと思います。

本書の完成までに，実に多くの方の御協力をいただきました。CD-ROM のデータは臨床歩行分析研究会のライブラリーデータの一部を使用しています。個人情報保護のため，データを提供していただきました施設名は開示できませんが，お礼申し上げます。また，各編集協力者の大学の学生さん達に試用していただき，内容をブラッシュアップしました。健康科学大学，吉備国際大学，藤田保健衛生大学，大阪府立大学，豊橋創造大学，鈴鹿医療科学大学の学生さん達，ありがとうございました。

畠 中 泰 彦

【編集協力者】（五十音順）

江原義弘　（新潟医療福祉大学　教授）
奥田邦晴　（大阪府立大学　教授）
金井　章　（豊橋創造大学　准教授）
河村顕治　（吉備国際大学　教授）
菊地　豊　（財団法人脳血管研究所美原記念病院
　　　　　　リハビリテーション科理学療法科　主任）
金　承革　（健康科学大学　准教授）
寺西利生　（藤田保健衛生大学　准教授）
畠中泰彦　（鈴鹿医療科学大学　教授）

本書の構成と使用上の注意

　本題に入る前に，学内で経験する学生達の分析の様子をご紹介します。

　臨床実習指導者の先生から毎回のように指摘を受けるのは「動作分析ができません」です。では，学内でトレーニングをしていないかというと，たっぷり時間をかけているのですが，学生の実習レポートを読むと，確かにほとんど書けていない。学生曰く，「詳しく習っていない」。多くの場合，学生は他の科目のように，方法を耳で聞いて憶えるものだと考えています。歩行分析は見たままを記述すればよいのですが，書式をあらかじめ決められないと，どう書いてよいかわからないというのが実情のようです。

　そこで，多少乱暴な方法ですが，これから示すような方法を試してみて下さい。理由も含めて以下に説明します。

　「動作分析ができない」原因はいくつかに分かれるようです。

　第一に，対象とする疾患，障害に関する基礎知識がない場合です。「どこから見てよいのかわからない」と言う学生の多くは，診断名から身体障害を想起することが困難です。本書では，観察の準備として理解しておくべき事項を提示します。チェックポイントとして確認して下さい。

　次に「どう書いてよいかわからない」と言う学生の多くは，動作分析に限らず，解剖学，運動学の専門用語を用いた文章を書き慣れていないようです。まず，箇条書きでよいので，平易な文章を書いて下さい。その後，解説文と見比べて下さい。何回か繰り返す間に，文章力が身につきます。

　最後に「どう解釈してよいかわからない」点が最も難易度が高いと思います。臨床実習でも，「考える，あるいは解釈する」ことを常に求められますが，高校までの勉強のパターンとあまりにも違いすぎるため，途方に暮れる学生が多いのも事実です。どんなトレーニングにおいても，経験のないところから色々考えることはできないと思います。しかし，考える経験をするために，本を読んだり実習指導者から教えてもらったり等，答えをほかから得ていたのでは，自分で考える経験を積んだことにはならない矛盾があります。そこで本書では，第1章で初歩的なバイオメカニクスに基づいた解釈のヒントを示します。これを参考にメカニズムを考えてみて下さい。

CD-ROM の使用方法

■金原出版株式会社，および本ソフトウエアの開発関係者は，購入者が本 CD-ROM を使用された結果について一切の責任を負いません。
■本書購入者が 1 台のコンピュータへ本 CD-ROM をインストールする場合を除き，本 CD-ROM の内容の複製を禁止します。

1. 動作環境

CPU：クロック周波数 800 MHz 以上（Pentium 4 以降，1.6 GHz 以上を推奨）
OS：Windows 2000/XP（日本語版）推奨。Windows 98，Me でも使用可能。

注：Mac OS には非対応です。
Windows 7，VISTA：本 CD-ROM 中のフォルダ「歩行分析トレーニングブック」をフォルダごとコピーし，ハードディスクにペーストして下さい。この「歩行分析トレーニングブック」のフォルダの中に Windows XP パソコンの c:¥windows¥system32¥d3drm.dll ファイルをコピーし，貼り付けてください。また，Windows 7Business では XP モードでも使用できます。ただし，正常作動しない機種も報告されていますので，動作を保証するものではありません。
Celeron プロセッサ等の CPU パワーの低いコンピュータでは，動作が遅くなったり，フリーズする場合があります。

メモリ：128 MB 以上
ハードディスク：200 MB 以上の空き容量
ディスプレイ：800×600 以上（1024×768 以上を推奨），High Color(65,000 色)以上
インストールに CD-ROM ドライブが必要

(Windows, Pentium, Celeron は米国 Microsoft Corporation の登録商標です。その他，記載されている会社名，製品名は各社の登録商標または商標です)

2. インストール方法

本 CD-ROM 中のフォルダ「歩行分析トレーニングブック」をフォルダごとコピーし，ハードディスクにペーストして下さい。これだけで完了です。

3. 操作方法

起動方法

ハードディスクにコピーしたフォルダ「歩行分析トレーニングブック」を開いて下さい（図1）。この中の Polygon Viewer.exe のアイコンを見つけて下さい。これをダブルクリックすると Polygon Viewer が起動します。図2のウインドウが表示されれば操作が可能になります。

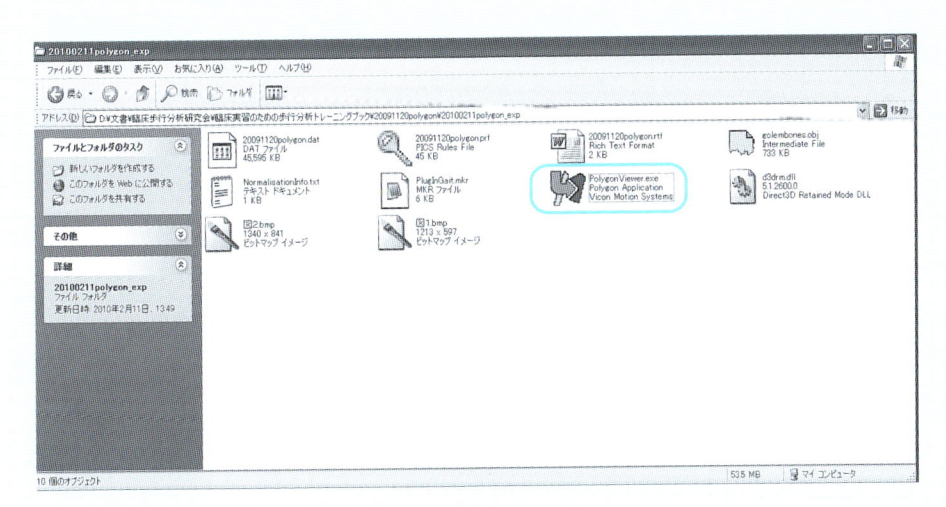

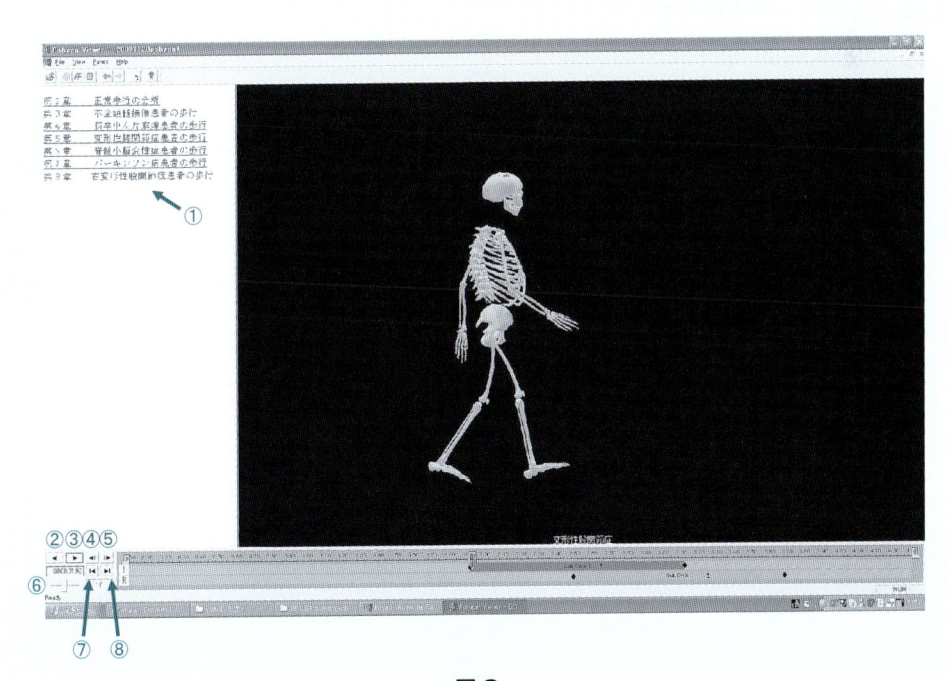

図1

図2

以下に操作ボタンの機能を説明します。
　①ファイル名：これを左クリックすると，該当のCGが表示されます。
　②逆方向再生ボタン
　③順方向再生ボタン
　④逆方向コマ送り
　⑤順方向コマ送り
　⑥再生スピードコントローラ
　⑦ファイルの先頭画面へ
　⑧ファイルの最終画面へ

　各ウインドウは，境界線をドラッグすると拡大，縮小が可能です。

　以下の操作でCGが見やすくなります。
【ズーム】
　右ドラッグ，マウスの上下移動。
【矢状面，水平面，前額面表示】
　左ドラッグ，マウスの上下左右移動で，座標系全体が回転。
【どちらが右脚，左脚か，わかりやすく色を変える】
　スケルトンを（どの部分でもよい）左クリック。クリックしたセグメントの色が黄色から茶色になる。
　そのまま右クリック→Display set → Appearance setting → SegmentのBoxを選択。
　適宜，色を変更して下さい。
【スロー再生…臨床のためのトレーニングなので，極力避けたい方法ですが】
　画面左下のスピードカーソルでスロー，再生ボタン横のスイッチでコマ送り。

終了方法
　[File]メニューで[exit]を選択するか，画面右上隅の×印をクリックすると終了できます。

第1章	観察・分析の進め方	1
第2章	正常歩行の分析	17
第3章	不全頸髄損傷患者の歩行	24
第4章	脳卒中左片麻痺患者の歩行	31
第5章	変形性膝関節症患者の歩行	39
第6章	脊髄小脳変性症患者の歩行	46
第7章	パーキンソン病患者の歩行	53
第8章	右変形性股関節症患者の歩行	60

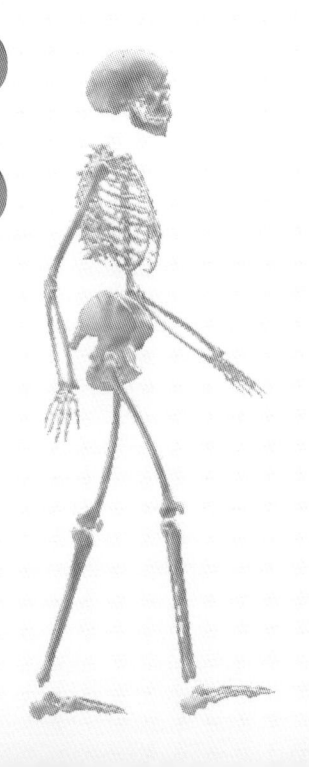

第1章 観察・分析の進め方

観察の進め方

▶歩行周期に従って順次記述する。

これは読み手が理解しやすくするためと，記述に欠落部分をなくすための2つの意味がある。歩行周期は，踵接地から始まるMurrayの古典的な分類でも，初期接地から始まるPerryの分類でも，どちらでもよいが，後者の方が便利な用語が多いので，本書ではPerryの分類に基づいて記述する（図1）。

▶観察点を絞り込む。

患者が歩く風景を漫然と眺めていると，あっという間に歩行練習の時間は終わってしまう。また，時間の経過に従って，全身または局所の疲労により歩行パターンは変化する。2回目以降はビデオのズームのように，歩行周期中のどの関節のどの時点の動きを見るか決める。本書ではCD-ROMの操作で簡単にできるが，実際の臨床では自分の体を移動して視点を定める。たとえば足関節の底背屈をみるのであれば，歩行路の真横，地面近くまでしゃがみ込んで見るのが最適である。

▶グラフを作成する際，相毎に区切る必要はない。

「底背屈0°から30°背屈位になり，次に30°底屈位になり，遊脚期は0°」といったピークのみを憶えておけば十分である。その理由は時間の短さにある。健常者の立脚期約0.7秒の中に初期接地，荷重応答期，立脚中期，立脚終期，前遊脚期の5相もあるので，1つ1つ書いていたら，何千歩歩いてもらえばよいのかわからない。大雑把に下肢3関節のグラフを書く。タイ

第1章　観察・分析の進め方

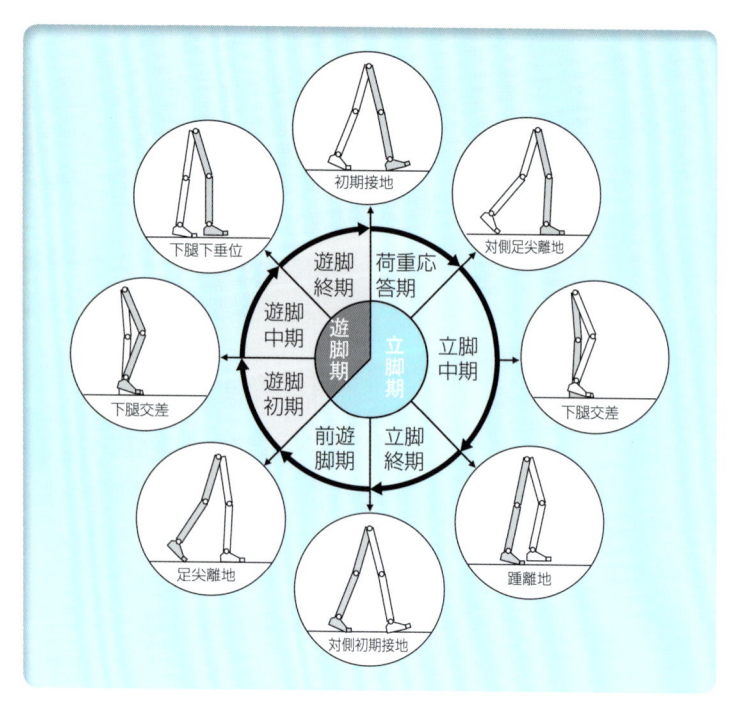

図1　歩行周期の表記（Perry J）

ミングは確認しながら修正可能である。

▶観察は静止した状態ではなく動いている状態で行う。

　学内で健常者の歩行分析を実習させると，必ずみられるのが，携帯電話のカメラを使って，歩行の各相で静止させて写真を撮っていることである。これは臨床に出ると全くと言ってよいほど役に立たない。また，本書のようなCGを用いた演習をさせると，パソコンの画面に角度計を当てているのを見かけるが，肉眼での観察なので，5°単位の精度は要求していない。このような方法では，姿勢の分析を複数行っているのと同じで，肝心の動きについては理解が困難なだけでなく，記述に膨大な時間がかかってしまう。

▶その他の記述すべき項目。

　歩行は前に進む動作なので，当然，矢状面上の変化が最も大き

くなる。したがって，観察も矢状面を中心に進める場合が多い。しかし側方の安定性等，矢状面上の観察のみでは対応できない項目もある。障害によっては，こちらの方が問題になることもあるので，注意が必要である。以下の項目を適宜追加する。最初はすべて記述する方がトレーニングに役立つ。

1) 前額面・水平面上の特徴
   前額面：股関節内外転，膝関節内外反，踵骨内外反など
   水平面：股関節内外旋，膝関節内外旋，足部内外転（toe in, toe out）など

2) 時間－距離因子
   ・歩行速度は最も端的に患者の歩行能力を表している。
   ・単脚支持時間，歩幅の観察では左右の対称性を記述する。
   ・歩隔は側方安定性を表しているが，広いほど安定しているわけではない。逆にある程度，狭くなくては円滑な前進が妨げられる。

3) HAT(Head Arm Trunk)の運動パターンの特徴
   ・下肢の運動パターンに同期して，骨盤の運動が起こる。注目すべきポイントは骨盤の前後傾，回旋，側方傾斜，側方移動である。観察して，過大，あるいは過小な現象を記述する。
   ・骨盤の運動パターンに同期して，頭部と上部体幹の運動が起こる。注目すべきポイントは頭部と上部体幹の前後屈，回旋，側屈である。観察して，過大，あるいは過小な現象を記述する。
   ・上部体幹の運動パターンに同期して，上肢の運動が起こる。注目すべきポイントは上肢の振りの大きさと方向である。観察して，過大，あるいは過小な現象を記述する。

　ここまで読んだ後は，第2章「正常歩行の分析」にチャレンジしてみよう。準備として図2のようなグラフを用意する。手書きで十分で，また書き直しが必要になるので，縦横の軸のみボールペンで書いておくとよい。

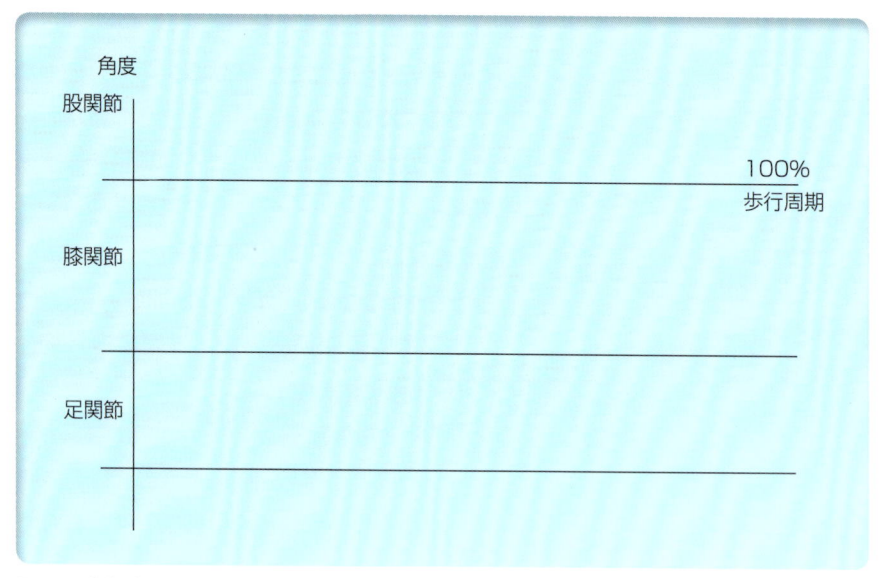

図2 歩行中の関節角度観察グラフ

　次に，出来上がったグラフをテキスト中のグラフと比較してみる。最初は正しく書けなくても，繰り返し練習している間に上達してくる。

　さらに，関節毎に短い文章にまとめてみよう。出来上がったら，解説文と比較してみる。初心者に多いミスは，解剖学，運動学の専門用語が正しく使いこなせていない点である。「こういう動きはこう記述する」といった理解は動画ならではのメリットなので，活用しよう。また，相毎にスティック図をグラフ上に書き込んでも読みやすくなる（図3）。
　「絵に描いてみる」方法は，歩行を理解する上で最も有効な手段の一つである。その理由は，描き手が対象者の全身の関節の挙動やアライメントを憶えていないと描けないからである。逆に限られた時間内で描くには，それ相当の熟練を要する。したがって，初心者がいきなり描画のみで歩行観察の結果を表現することは，あまりお薦めできない。
　観察の後，スティック図を描くために，自身の体を動かして対

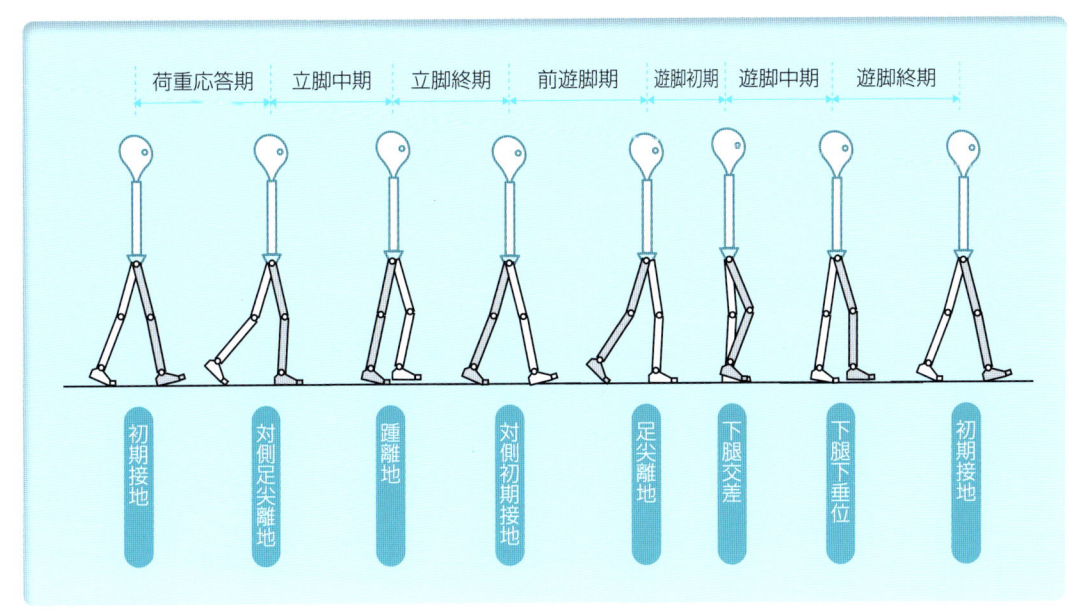

図3　歩行周期のスティック図

上部ラベル（左から）：荷重応答期／立脚中期／立脚終期／前遊脚期／遊脚初期／遊脚中期／遊脚終期

下部ラベル（左から）：初期接地／対側足尖離地／踵離地／対側初期接地／足尖離地／下腿交差／下腿下垂位／初期接地

象者の歩行を模倣してみよう。時間のかかる方法だが，筋活動も含め理解が深まるのが，この方法の最大の利点である。

また，非常に詳細な絵を描いてくれる学生もいるが，絵を描くことが苦手な方が多いと思うので，ここは簡単なスティック図で十分である。ただし，体幹の変形や，骨盤の回旋，肩甲帯の偏倚など重要と思われるものは，その部分のみ細部にこだわることも必要である。

考察の進め方

▶何を考察するのか？

学生にとって，最も根本的な疑問は「何を考察するのか？」ではないであろうか。その答えは「このような歩容，歩行パターンの原因は何か考察する」である。この場合，たとえば，「脳卒中だから，片麻痺だから」といった診断名，症状を記入するだけでは答えにならない。歩行分析，動作分析の目的は，具体的にどの

ような理学療法を行うかを決定するために必要な情報を提供することである。「○○筋の強化を図りたい」、「○○関節の可動域拡大を図りたい」といった理学療法プログラムは、これによって得られる歩行能力、その他の日常生活動作能力の改善が予測、反映されている。初心者には難易度の高い作業だが、まず正常歩行のメカニズムを理解することで病的歩行のメカニズムが考察できるようになる。

観察と記述の練習が、ある程度進んだ時点で、身体内部の力、特に筋の作用が反映されている関節モーメントを推察してみよう。さすがにこれは静止状態でないと難しいので、前述のスティック図（図3）が有効利用できる。

▶最初に理解しておくべき正常歩行の原則

人間の歩行は1つの原則に支配されている。それは「エネルギー消費を最小限にする*」、すなわち如何にして楽に歩くか、である。その例を以下に示す。

- 身体重心の上下左右の移動量を最小限にするために、立脚期中の膝関節と足関節、遊脚期中の股関節と膝関節の運動が同期している。このとき二関節筋の働き*も重要と考えられている（第2章「正常歩行の分析」-関節の角度変化 図参照）。
- 身体重心の動きに大きく影響を及ぼしているのが、身体で最大の体節である体幹である。歩行中は、原則として骨盤も含めて体幹は直立している。
- 立脚期中、足部の上を身体重心を前方に移動させるため、足関節と足部を軸とした倒立振り子運動と、遊脚期中、足部を前方に振り出すため、股関節を軸とした振り子運動がみられる。
- より少ない筋活動で歩くため、推進力に働く足関節・足部の筋を除く立脚期中の筋活動のほとんどは伸張性収縮である。すなわち発生する関節モーメント*の一部を筋の受動要素に依存している。

一方、異常歩行においては、正常歩行の「エネルギー消費最小

限」よりも，疼痛や筋力低下などの問題が優先的に処理される。支持性や推進力の低下を「代償」するメカニズムも含めて我々は全体像を観察しているため複雑な印象を受けるが，先に述べた原則に従うと，歩行の機能は以下の5点に集約される。

【歩行に必要な機能】

①言うまでもなく，身体を前進させること。

②そのためには，立脚終期の推進力が必要。

③その推進力に推されて転倒しないための，対側の荷重応答期から立脚中期にかけての支持力も必要。

④推進中，転倒しないための支持力，平衡機能も必要。

⑤遊脚期中，下肢が床と接触しない（クリアランス確保）ための懸垂力も必要。

②から⑤までは，歩行中，常に必要な機能ではない。いずれも歩行周期中，特定の時期にのみ機能している。歩行中の関節モーメントを参照，理解しよう（図4）。

②立脚終期の足関節底屈モーメント，すなわち下腿三頭筋の働き。

③荷重応答期の股関節伸展モーメント，膝関節伸展モーメント，足関節背屈モーメント，すなわち大殿筋，ハムストリングス，大腿四頭筋，前脛骨筋，足指伸筋群の働き。

④荷重応答期の股関節外転モーメント，立脚終期の足関節背屈モーメント，すなわち中殿筋，足指底屈筋群の働き。

⑤遊脚初期の足関節背屈モーメント，すなわち前脛骨筋，足指伸筋群の働き。

二足歩行は「前に出した脚に体重をかけ，後の脚で地面を蹴って前に振り出す」動作である。自動車に例えると，常にアクセルを踏んで一定速度で進んでいるのではない。絶妙なタイミングでアクセルとブレーキを踏み分けている（自動車も路面の摩擦抵抗がなければアクセルを離しても前に進む）。したがって観察・分析のポイントも絞られてくる。

①，②で不具合があれば，歩行速度を低下させることで対応可

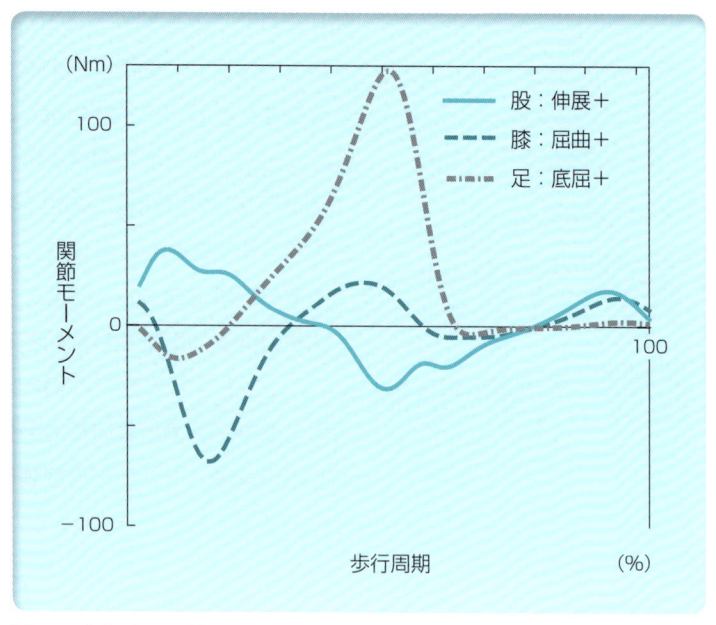

図4　歩行中の関節モーメント

能である。

③，④は，すべての下肢関節において支持性を発揮する，まさしく荷重応答期である。ここでは原因に応じた現象がみられる。詳しくは次項（アライメント，重心，関節モーメントの関係）で解説する。

⑤の遊脚期において，足関節0°保持が求められる。大多数の人において足部の質量は1kg以下なので，立脚期と比較して必要な関節モーメントは低いはずである。しかし，爪先離地後0.2秒弱で足関節0°とならないと転倒してしまうので，股関節，膝関節屈曲による代償がみられます。一方，時速4km程度の普通の速度の歩行においては，下肢の振り出しに大きな力は必要とせず，股関節伸展位から振り子の要領で振り出される。大きな歩幅でゆっくり歩く場合，この限りではない。

▶アライメント，重心，関節モーメントの関係

「見ただけで，身体のどの部分に力が入っているかがわかる」

技術は，と言われると，何か装置でも使うのかと思ってしまう。しかし，本項の「重心と関節の位置関係から関節モーメントを推定する」方法を理解できれば，より具体的な異常歩行の分析が可能となる。

重心とは，物体の質量の中心であり，回転運動の際の中心でもある。

まず，身体を単純なモデルに置き換えて考えてみよう。マネキン人形をイメージすればよいであろう。解剖学的肢位では，重心は第2仙椎の前にある。ただし，アライメントが変化すると重心も移動する。また，身体で最も重い体節は体幹（頭頸部と合わせると約半分）である。健常者においては歩行中，体幹は直立しているので，ほとんど骨盤内から飛び出すことはない。しかし，病的歩行において体幹が大きく傾斜している場合，傾斜している方へ偏倚している。円背の高齢者の重心が後方に偏倚しているため後方に転倒しやすいことは，この典型例である。

立ち上がり動作は，歩行と比較して前進方向の慣性力が少ない分，理解しやすいので，これを例に解説する。図5は抗重力メカニズムと下肢3関節の筋活動を示したものである。なかでも股関節モーメントは体幹のモーメントも含んでいる。図のマネキ

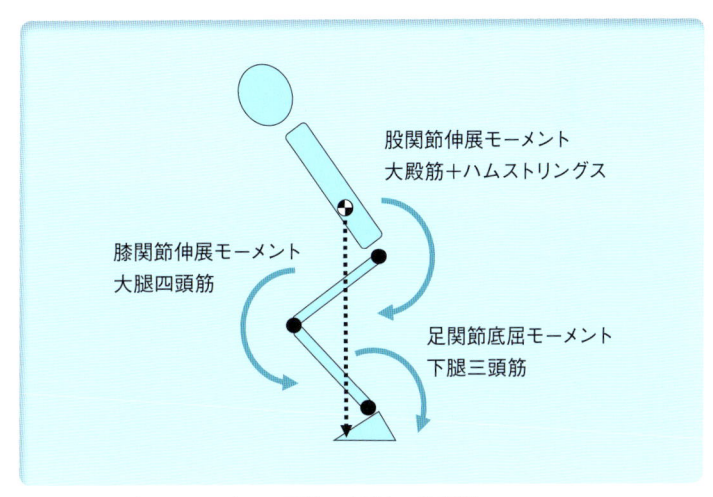

図5　抗重力メカニズムと下肢3関節の筋活動

ンをしゃがんだ姿勢から重力に抗して立ち上がらせるためには，股関節伸展モーメント，膝関節伸展モーメント，足関節底屈モーメントが必要なことが理解できる．

　筋力低下等により足関節底屈モーメントが不十分な場合，下腿を後傾させられないため，足関節より上部の体節は前方へ回転し，転倒する（図6）．

　また，膝関節伸展モーメントが不十分な場合，大腿を前傾できないため，膝関節より上部の体節は後方へ回転し，尻餅をついてしまう（図7）．

　さらに，股関節伸展モーメントが不十分な場合，複雑な分析が必要です．まず，骨盤・体幹を後傾できないため，股関節より上部の体節は前方へ回転，転倒する症例がみられる（図8）．この場合，多くは座位でのバランス機能も低く，前方への転倒傾向がみられる．この原因を理解する上で，体幹をマネキンのような一塊（正確には剛体と呼ぶ）として考えることに限界があるので，現実の体幹を想定してみる．体幹の直立位保持には，脊柱起立筋の働きのほか，以下の作用が必要である．

　①骨盤の直立位保持（腸骨筋＋大殿筋）
　②大腿と脊柱の連結（大腰筋）

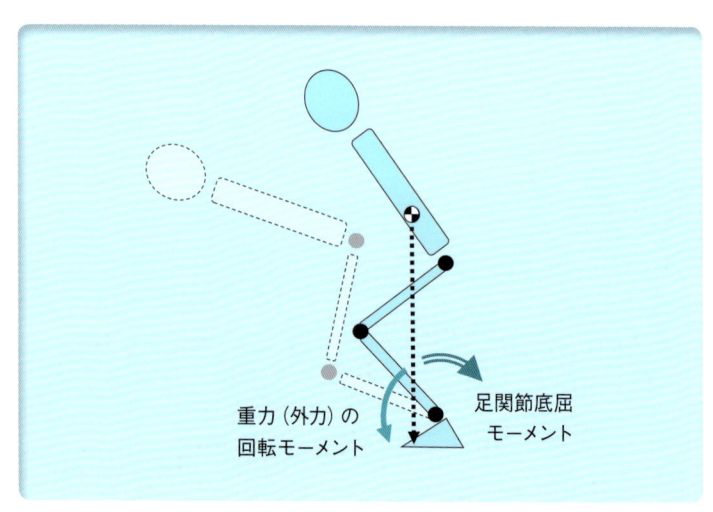

図6　下腿三頭筋が弱いと…

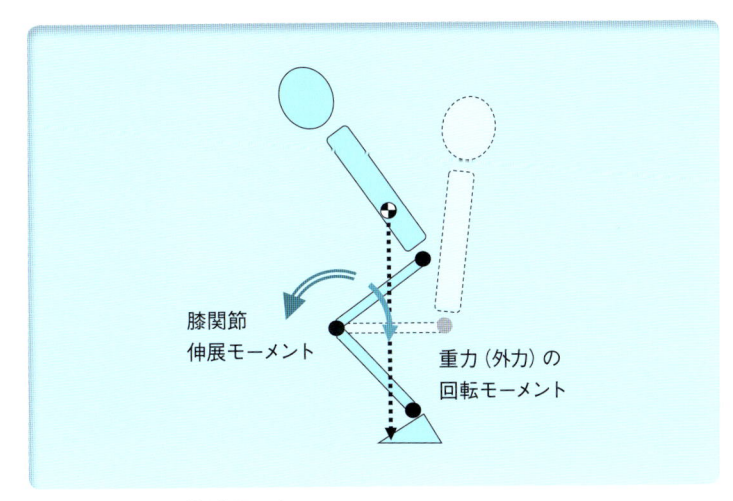

図7　大腿四頭筋が弱いと…

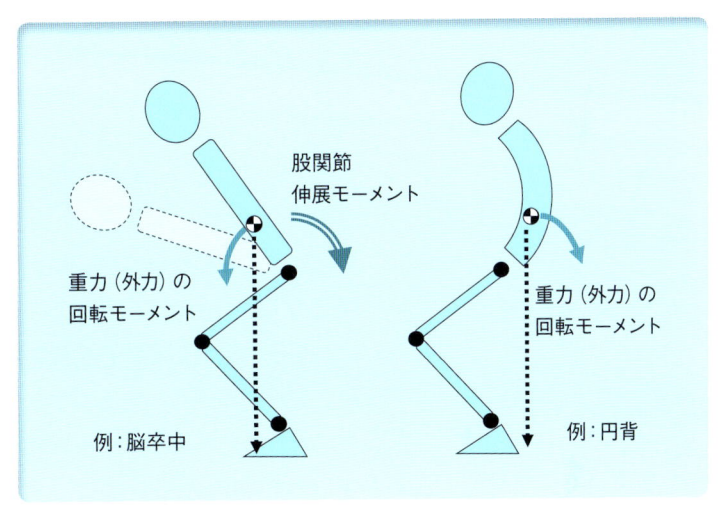

図8　股関節伸展筋が弱いと…

③腹圧による胸郭（上部体幹）の挙上（腹横筋，腹斜筋，横隔膜）

前述のように，円背の高齢者の場合，重心は股関節より後方に位置するため，常に後方へ転倒する傾向にある。

立ち上がり動作のメカニズムが理解できたところで，次に歩行分析に対象を拡大する。

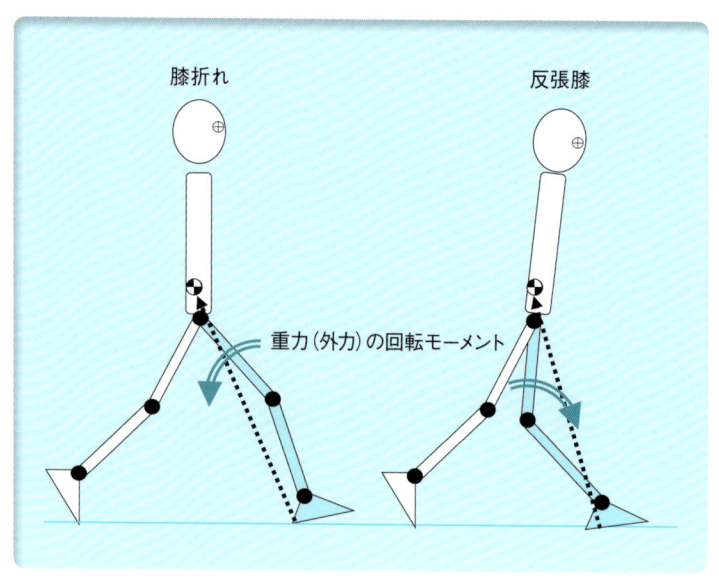

図9 膝折れ，反張膝の力学的作用

　地上にいる限り，身体にとって最も大きな外力は重力と床反力である。しかし，地面をどんな風に押しているかは床反力計＊を使わない限りわからない。しかし，床反力計がない場合でも，関節モーメントはある程度までは推察可能である。すなわち，少なくとも足が接地している場所を押していることは確かである。これを床反力作用点，あるいは圧力中心と呼ぶ。大雑把に，床反力作用点と重心を結ぶ線を仮の床反力ベクトルとみなすと考察が展開しやすくなる。

　動いている物体には慣性力も働いているが，病的歩行は速度も低いため，床反力に比べて慣性力は非常に小さく，これもまた大雑把に無視する。

　（注：この分析法は大雑把すぎて研究用には応用できまない。あくまでも臨床での観察に利用する）

　例として，膝折れと反張膝について考察する（図9）。いずれも原因として大腿四頭筋の筋力低下を疑う学生が多いのではないだろうか。しかし，同じ出現時期（荷重応答期），原因で全く異なる結果になるのは何故であろうか？　まず膝折れでは，前述の

立ち上がりの例と同じメカニズムであることが理解できまる。一方，反張膝において，床反力ベクトルは膝の前方を通過する。これにより，外力の回転モーメントは伸展方向に発生するため，大腿四頭筋の筋力はゼロでも歩行可能となる（大腿義足ではこれをアライメントスタビリティと呼ぶ）。以上より，膝折れと比較して反張膝の方が重症度が高いことが推察される（ただし，反張膝の原因*は大腿四頭筋の筋力低下だけではないので，歩行周期中にみられるほかの異常と合わせて判断する必要がある）。

▶代償動作を如何に理解するか

しばしば，「全体像をつかむ」，「全身をみる」といった表現で学生指導をする場合がある。多くの場合，学生はどこから見てよいかわからず当惑するか，一見して目立つ点のみ思いつくままに列挙しているのではないだろうか。その原因を整理すると，

1) 正常歩行のメカニズムがまだ理解できていない：前項までの復習が必要
2) 実際にはどう書いてよいか書き方がわからない：本書の異常歩行の模範解答を参考に，運動学的な表記方法を学習する
3) 全体といわれても，最初に見るべき部分がわからない：幸い，理学療法を開始する時点で既に病名，診断名はわかっているので，罹患関節周囲を最初に見るべきである。ただし，関節リウマチや脳卒中患者の場合，問題となっている部位は複数ある。この場合，最も問題となっている部位が治療での優先順位も高いので，歩行以外の動作も分析し，考察に役立てる。
4) 異常な部位が多すぎて，どの部位が重要なのか整理できない：Perryの唱える「PassengerとLocomotor」理論が代償動作のメカニズムを理解する上で参考になるであろう。

理解のための例として自動車を連想してみよう（図10）。Passengerとは自動車に乗車している乗客，Locomotorとは自動車本体を意味する。平地を走行していて，急勾配の坂道にさ

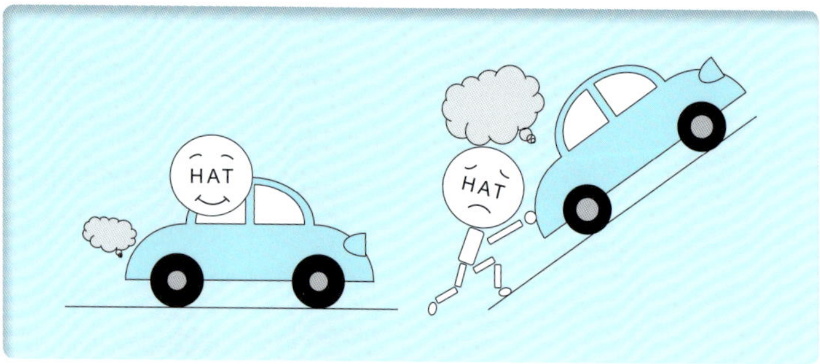

図10 PassengerであるHATの代償

しかかったとする．自動車が坂を登れなくなったとき，乗客はどうするであろうか？　自動車から降りて自動車を押す．同様の現象が人間の歩行でも起きている．人間の場合，PassengerはHAT(Head Arm Trunk)，Locomotorは両下肢に相当する．骨盤はPassengerとLocomotorの連結部位として，双方の特徴を持っている．

多くの場合，立脚期においては下肢に対してHATで代償のメカニズムが働いている．代償のメカニズムについて，前述の膝折れを例に詳しく説明する（図11）．

左の図が膝折れの際の重心，下肢関節位置と床反力ベクトルの関係を示している．正常歩行において，床反力ベクトルの作用線は股，膝，足関節の近傍を通過するため，力学的テコの長さは短くなっている．これが，膝折れによって膝関節は前方に移動するため，力学的テコの長さ*は長くなる．しかし，膝関節の伸展力が低下して膝が屈曲した結果，さらに膝関節伸展モーメントが増大すると，逆に膝関節周囲筋にかかる負担は増加することになる．臨床でも，このような症例に遭遇することはある．しかし，多くの場合，右の図のような挙動がみられる．すなわち，体幹を前傾させ，重心を前方に移動させる．これにより床反力ベクトルの作用線も前方に偏向するため，力学的テコの長さは短くなる．その結果，膝関節伸展モーメントを減少させることができる．以上が代償のメカニズムである．

臨床では，これに対して注意すべき点が2点ある．一つは，

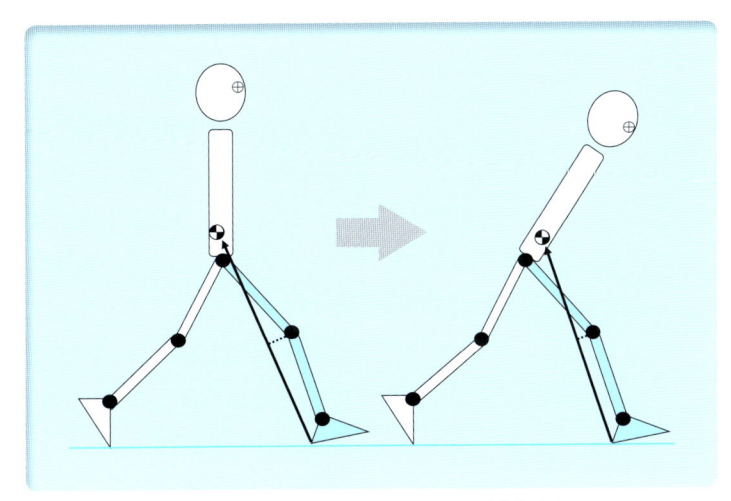

図11 体幹を前傾すると膝関節モーメントは減少する

片方の関節モーメントが減少すれば,ほかの関節で増大することである。図11では,股関節伸展モーメントの力学的テコの長さが長くなっている。この場合,股関節よりも体幹,特に腰椎にかかる負担が増加していると考えるのが妥当であろう。昔から「足腰」というが,当を得た表現だと感心する。もう一つは,骨盤が前傾しているため,対側下肢が振り出し難くなっていることである。これも転倒の原因として理解が必要である。

　遊脚期においてはバリエーションが多く,体幹以外にも,下肢関節相互の代償もみられる。ここでは下垂足を例に解説する。下垂足では,遊脚期の足関節背屈力が低下している。遊脚期のクリアランス*確保のため,股関節の屈曲角度を増大させている。遊脚終期における下腿下垂位からの膝関節伸展はみられず,足部を垂直に落下させ接地している。これは鶏歩と呼ばれる異常歩行だが,患部である足関節より股関節の方が動きが大きくなる。しかし,治療の主な対象は足関節であるはずである。

　遊脚期のクリアランス確保のための代償動作は,このほかにも分廻し歩行(circumduction gait),外転歩行(abduction gait),伸び上がり歩行(vaulting),引きずり歩行などがある。名称を憶えることも学生には必要だが,数ある代償動作のなかから何故

この方法を患者が選択したのか，考えることも治療のヒントになる。

　二次的な関節変形が危惧されるような場合を除いて，代償動作自体を問題視する必要はない。むしろ患者自身が獲得した動作の方法なので，これを否定すると歩行できなくなる可能性もある。理学療法を進める上での問題は多様性が低下している点である。多様性とは，色々な方法で動作が遂行できることを意味し，工学的には冗長性ともいう。多様性は，バランスを崩したとき，悪路，環境やその日の体調など，歩行条件の変化に対応するために必要な機能である。特に，歩行のように毎日何回も繰り返される動作では重要な要素である。

　我々が注目すべきは代償されている機能である。理学療法を必要としているのも，代償している動作ではなく，代償されている機能である。

第2章 正常歩行の分析

異常歩行を理解する上で基準となるのは正常歩行である。まず，正常歩行を観察，分析できることが臨床実習の準備に必要である。

何をもって正常歩行とするのか

正常歩行のモデルは身長162 cm，体重49 kg，年齢21歳の女性である。正常歩行といっても個人差がある。すなわち，年齢，性別，体格を考慮すべきである。たとえば，高齢者では歩幅が狭く（短く）なり，歩行速度が低下することが知られている。したがって，異常歩行と正常歩行を比較する際には，これらの要因を考慮する必要がある。ちなみに，自由歩行の速度は男女とも80〜85 m/minといわれている。

「特徴的＝病的とは限らない」ことも記憶しておく。特徴的な動作であっても，治療を必要としないものもある。モデルでは，上肢の振りと頭部の屈曲角度（顔の向き）に特徴がみられるが，病的ではない。

関節の角度変化

股関節

　初期接地時，約20°屈曲している。対側下肢の初期接地時まで伸展し，最大伸展角度は約20°である。この後，再び遊脚終期まで屈曲し，約20°屈曲位から初期接地時にかけて下肢が落下するため，わずかに伸展する。

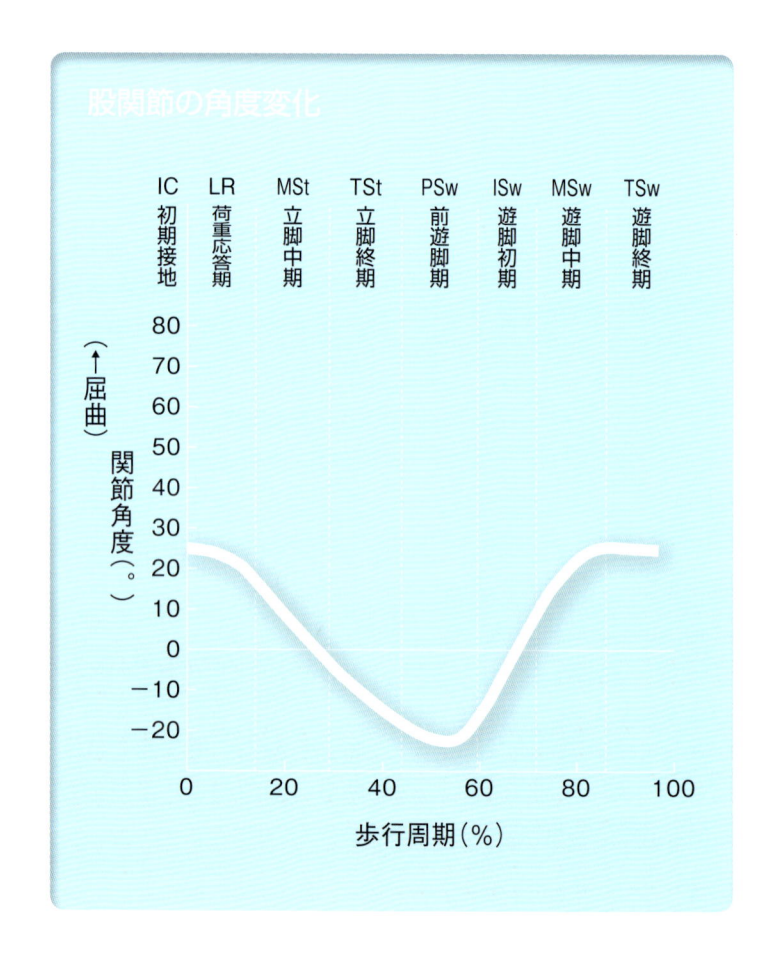

股関節の角度変化

IC	LR	MSt	TSt	PSw	ISw	MSw	TSw
初期接地	荷重応答期	立脚中期	立脚終期	前遊脚期	遊脚初期	遊脚中期	遊脚終期

膝関節

初期接地時，ほぼ0°まで伸展している。荷重応答期に約20°屈曲し，立脚中期に再び0°まで伸展する。この後，再び遊脚中期まで屈曲し，約60°屈曲位から初期接地時にかけて0°まで伸展する（1歩行周期中，2回みられる膝の屈伸は二重膝作用と呼ばれる）。

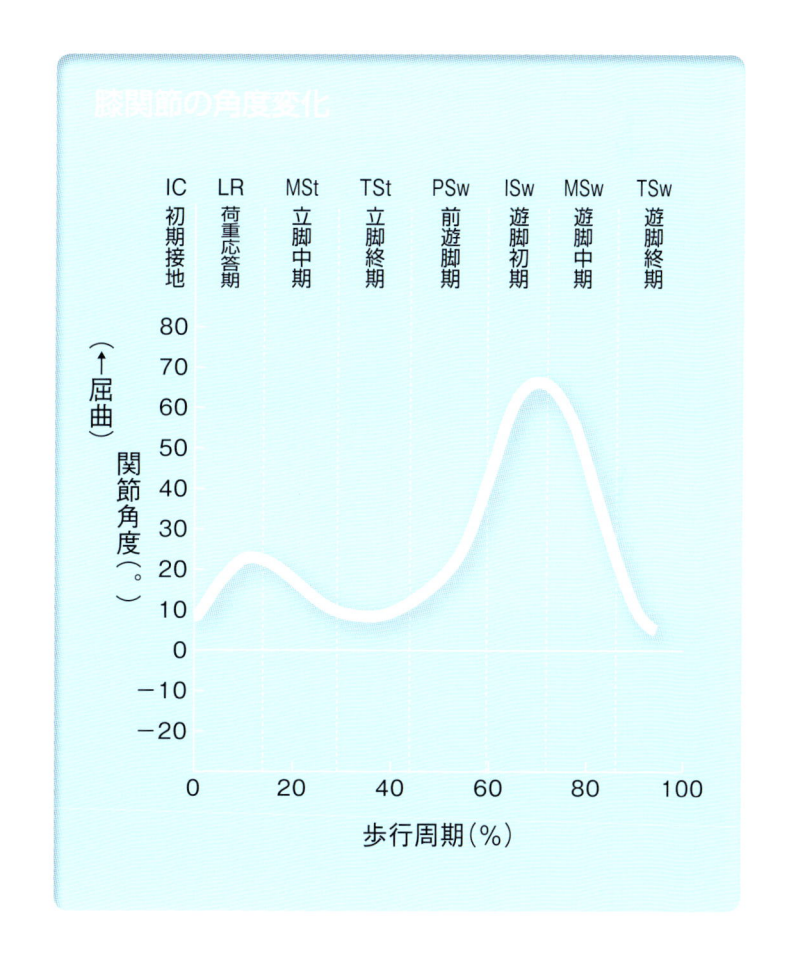

膝関節の角度変化

足関節

　初期接地時，底背屈0°となっている。荷重応答期に軽度底屈し，足底全面で接地した後，立脚中期まで背屈する。最大背屈角度は約20°である。立脚終期，前遊脚期にかけて再び底屈し，爪先離地時の最大底屈角度は約30°である。遊脚初期に再び底背屈0°まで背屈する。

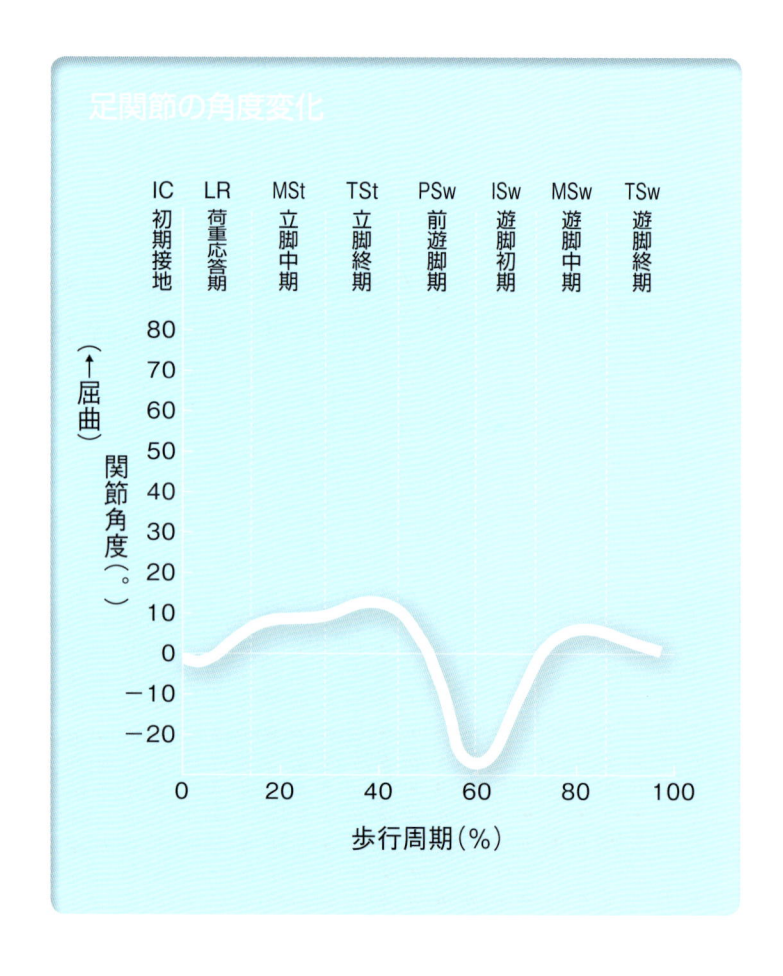

足関節の角度変化

IC	LR	MSt	TSt	PSw	ISw	MSw	TSw
初期接地	荷重応答期	立脚中期	立脚終期	前遊脚期	遊脚初期	遊脚中期	遊脚終期

(↑屈曲) 関節角度（°）／歩行周期（%）

前額面・水平面上の特徴

- 骨盤の回旋，特に右下肢荷重応答期の右への回旋が大きく，非対称である。
- 歩行周期を通じ，股関節外転角度が小さい。

時間－距離因子

- 歩隔が狭い(短い)。
- 左右を比較すると，左下肢の足角が大きい。

HATの運動パターンの特徴

- 左右を比較すると，左肢荷重応答期の骨盤の側方移動距離が長い。
- 歩行周期を通じ，肘関節が屈曲位である。上肢の振りは肩関節の動きが少なく，肘関節の屈伸運動で振っている。
- 上部体幹の回旋は非対称で，左右を比較すると，右への回旋が大きい。
- 頭頸部を伸展させ，上方を見上げて歩いている。

考察

「健常者は出来の良い障害者ではない」といわれる。これは，リハビリテーションの目的は歩容を改善することではないという示唆を与えている。では，理学療法士は何を目的に歩行を分析するのであろうか？

第1章では，代償動作は問題視しないと述べた。では，歩容の異常は外観以外に何が問題なのであろうか？ 興味深い研究がある。

Hirschbergら[1]は，片麻痺者の階段昇段時のエネルギー消費について，健常者より歩行率が低いにもかかわらず，一歩あたりのエネルギー消費は約40％も大きい。ただし，1分あたりのエネルギー消費は健常者と大きな差はなかった。健常者が片麻痺者の歩容を真似ても，交互歩行より約30％ものエネルギー消費の増大がみられたと報告している。

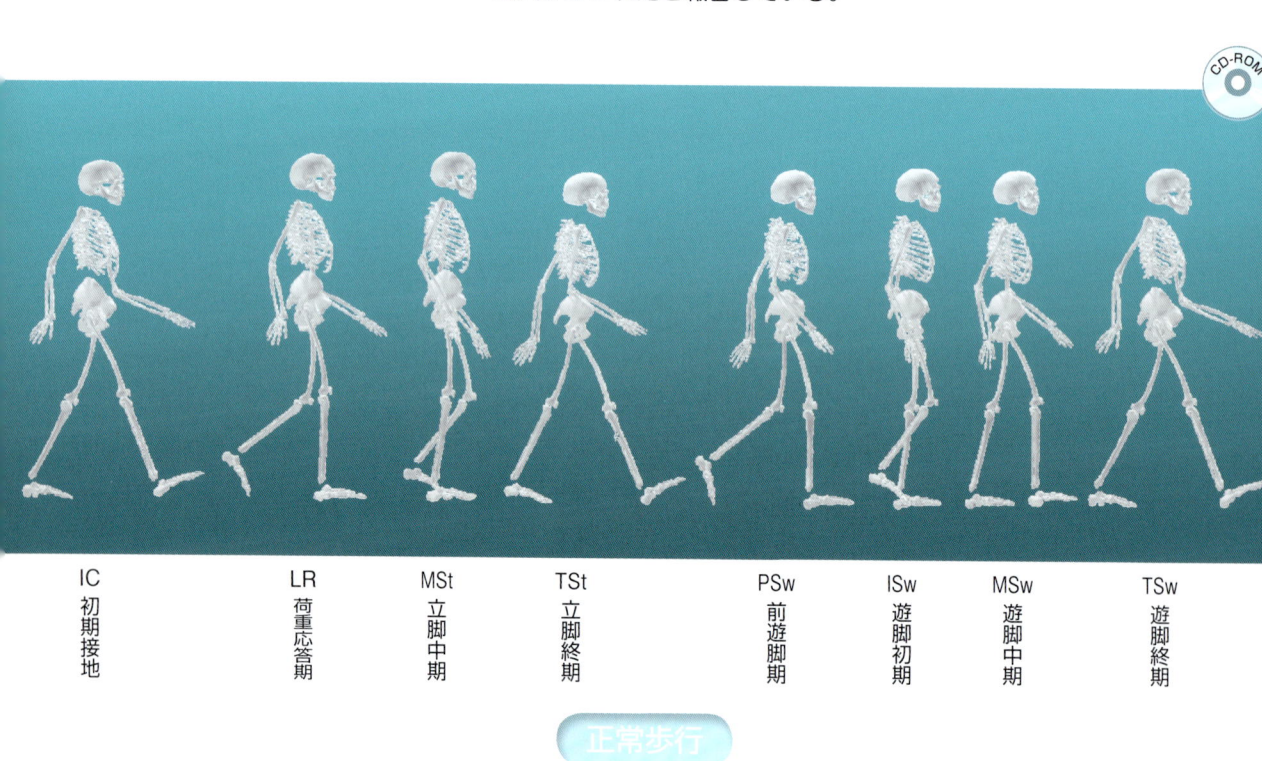

IC	LR	MSt	TSt	PSw	ISw	MSw	TSw
初期接地	荷重応答期	立脚中期	立脚終期	前遊脚期	遊脚初期	遊脚中期	遊脚終期

正常歩行

Roseら[2]は，脳性麻痺児の安静時と最大歩行速度での酸素消費は健常者と大きな差はないが，速度は健常者の1/2以下であり，歩行距離1mあたりの酸素消費は2.8倍に，快適速度における酸素消費は健常者の約2.8倍になると述べている。

　McBeathら[3]は，健常者の杖歩行時の呼気ガスを計測し，杖の種類，杖歩行の種類にかかわらず健常歩行より快適速度が低下，エネルギー消費が増大したと報告している。

　以上のように，異常歩行はエネルギー効率が悪く，患者を疲れさせるものである。ただし，必ずしもエネルギー消費を低下させる歩容が健常者に近い歩容とは限らないので，注意が必要である。しかし，もっと「楽に，速く，遠くまで」歩けるようにするため，歩行分析は治療のヒントを与えてくれる。同時に，いかに安全に歩けるようにするかについても，局所に的を絞った考察が可能となる。

第3章 不全頸髄損傷患者の歩行

TRAINING

観察前に理解すべき不全頸髄損傷患者の一般的な歩行障害

■ 損傷レベル，程度によって感覚，あるいは運動麻痺の範囲，程度が異なる。したがって，神経疾患，筋疾患のような麻痺の「分布」は一定ではなく，左右対称性の麻痺とは限らない。

■ いずれの場合も，動揺，不安定性，歩行速度の低下といった現象がみられる。

■ 反射弓が残存する下肢では，筋緊張が亢進する症例もみられる。

■ 運動麻痺の軽度な例でも易疲労性を示す症例もみられるため，歩行パターンが定まらない場合もある。

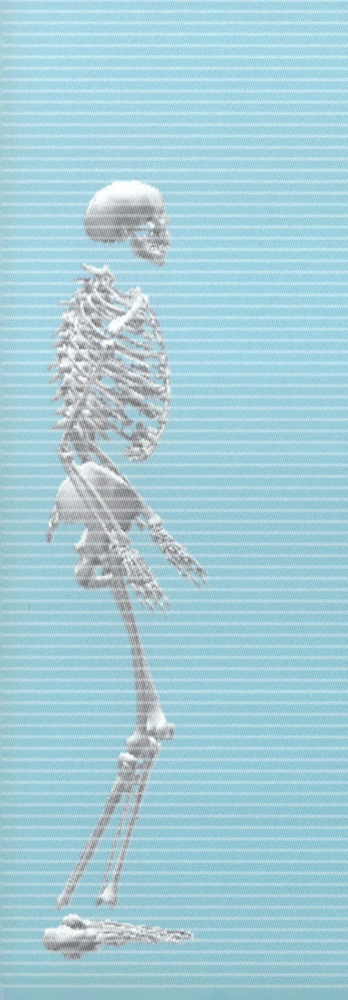

関節の角度変化

股関節

健常者と比較して，初期接地時の股関節屈曲角度が大きい。特に左側で顕著にみられる。一方，立脚終期の股関節伸展運動は少なく，伸展位となることはない。遊脚期の股関節屈曲角度は大きく，健常者以上に前方に振り出している。

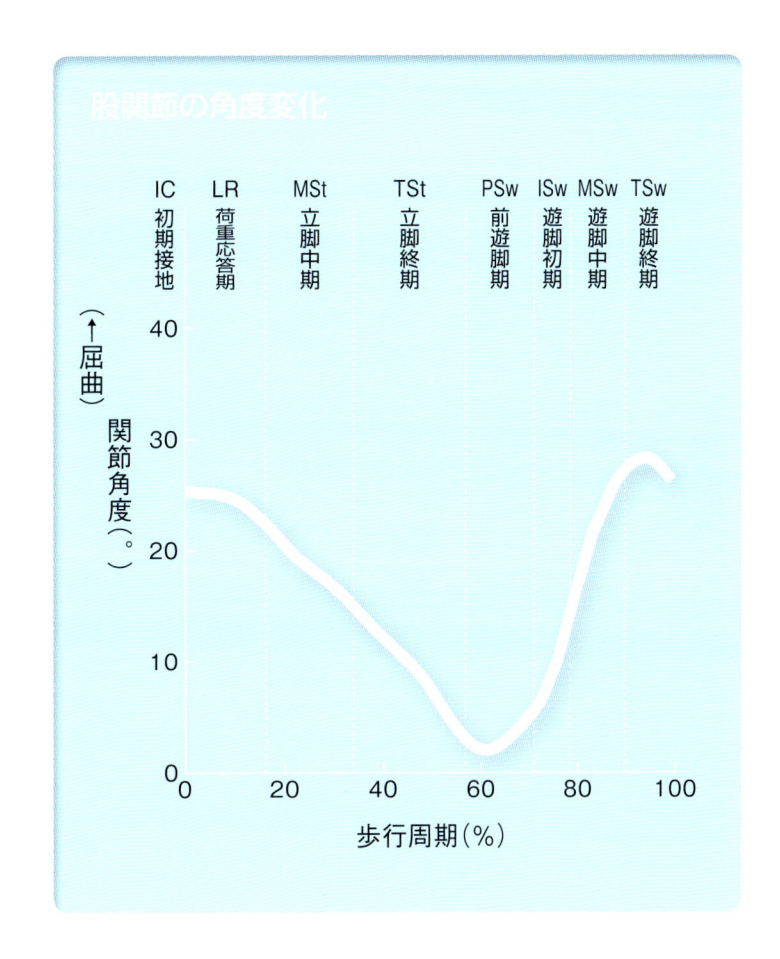

股関節の角度変化

膝関節

初期接地時，膝関節は約 20°屈曲している。この直後，荷重応答期にかけてさらに屈曲する。特に左側で急激にみられる（膝折れ，膝くずれ）。立脚中期の膝関節伸展運動はほとんどみられず，歩行周期を通じて屈曲位である。遊脚初期の膝関節屈曲角度はやや少なく，健常者ほど蹴り上げていない。

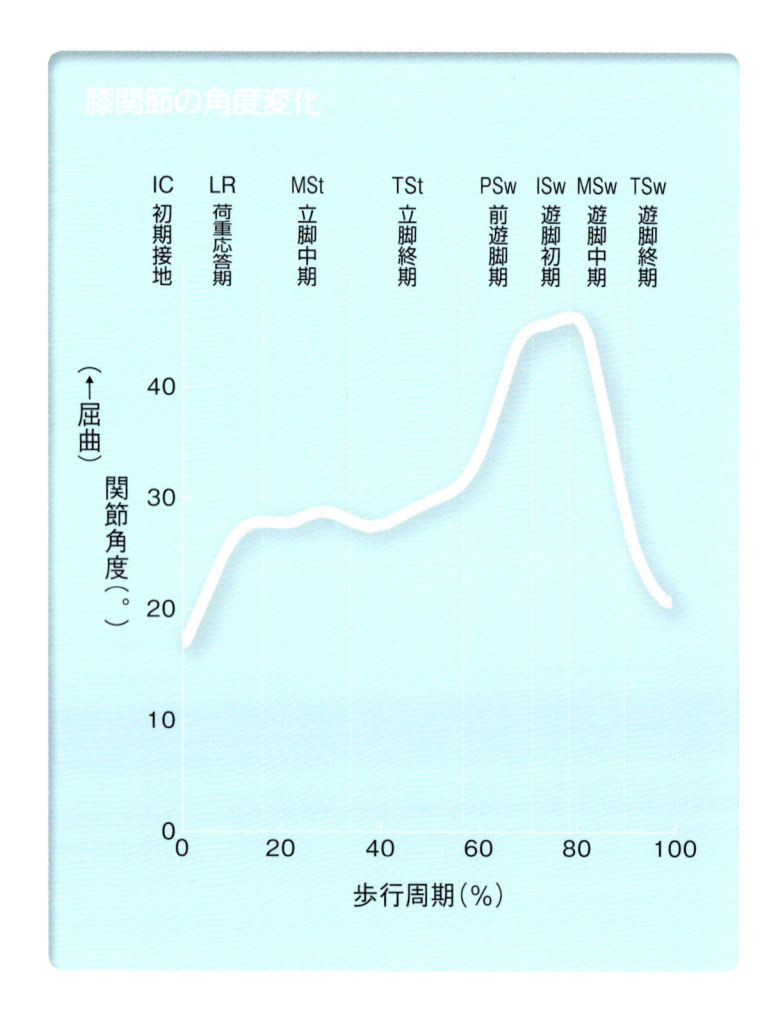

膝関節の角度変化

IC	LR	MSt	TSt	PSw	ISw	MSw	TSw
初期接地	荷重応答期	立脚中期	立脚終期	前遊脚期	遊脚初期	遊脚中期	遊脚終期

（↑屈曲）関節角度（°）

歩行周期（%）

足関節

初期接地時，足関節は約20°背屈している。この直後，荷重応答期にかけて軽度底屈する。特に左側で急激な底屈がみられる。しかし，健常者ほど底屈しない。特に左側で急激な底屈がみられる（これが義足使用者であればfoot slap）。立脚中期において，身体の前進に合わせ再び背屈する。前遊脚期に軽度底屈がみられるが，歩行周期を通じて背屈位であり，後方に蹴り出していない。遊脚期を通じて背屈位を保持しているが，遊脚終期に軽度底屈する。

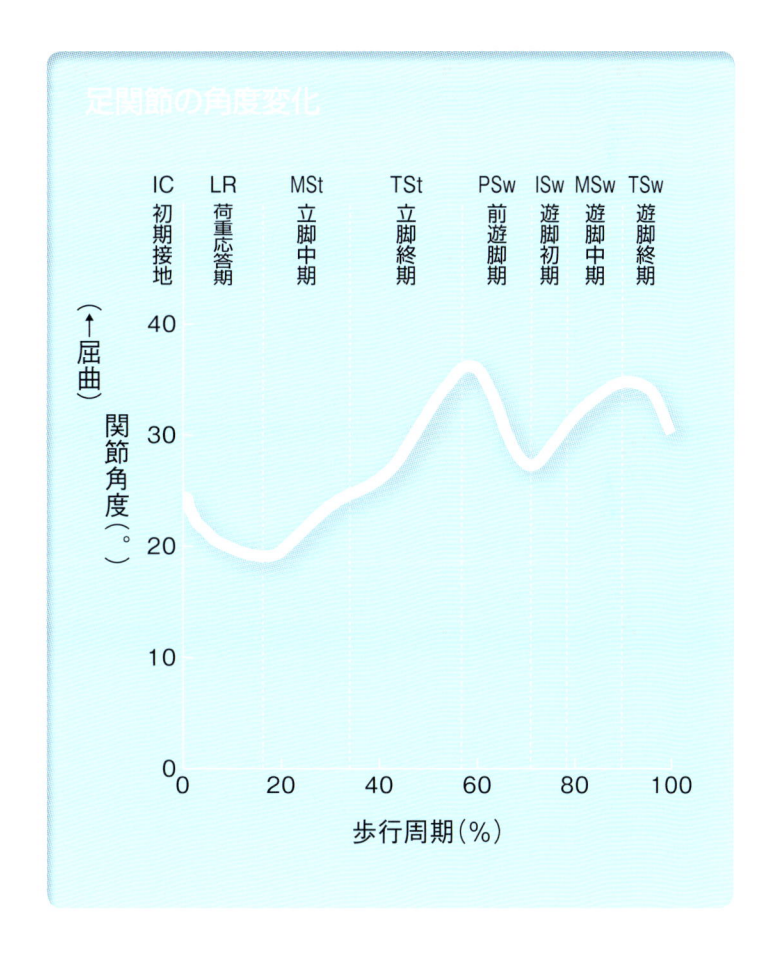

足関節の角度変化

前額面・水平面上の特徴

- 両側とも，健常者と比較して股関節が軽度外転している。
- 右遊脚期に軽度の分廻しがみられ，初期接地時には股関節内旋位となる。

時間－距離因子

- 歩幅は左が右より広い。
- 単脚支持時間も左が右より短い。
- 健常者と比較して，歩隔が広い。

HATの運動パターンの特徴

H：やや前下方に視線が向いている。
A：両側とも肩関節外旋位，肘関節90°屈曲位，前腕回内位で，外に開いた状態で前方にのみ振っている。
T：骨盤，体幹の前傾位を保っている。回旋は少ない。右荷重応答期の骨盤の側方移動量が多い。常に右肩が左肩より低い（体幹が側屈している）。
歩行周期を通じ，重心が後方に偏倚した歩行が観察される。

分析（原因の推察）

　股・膝関節屈曲，足関節背屈位での体重支持は，抗重力筋である股・膝関節伸展，足関節底屈筋群の出力不足を表している。これが運動麻痺の表出か，二次的な筋力低下によるものかは，身体機能等の確認が必要。

　体幹の前屈により重心は前方に移動する。これにより，膝関節モーメントは減少，股・足関節モーメントは増大する。したがって，重要視すべき問題は膝関節伸展力の不足で，体幹はこれを代償していると考えるのが妥当。

　歩隔を拡大させると，歩行時の重心の側方移動量は増大する。側方安定性に重要な股関節外転（内転も重要）・足部内転・外転筋（前脛骨筋，後脛骨筋，長短腓骨筋）の出力不足を疑う。

　体幹の右への側屈は，体幹を正中位に保持する脊柱起立筋の出力不足，あるいは脊柱起立筋と腹筋群の同時収縮が困難であるこ

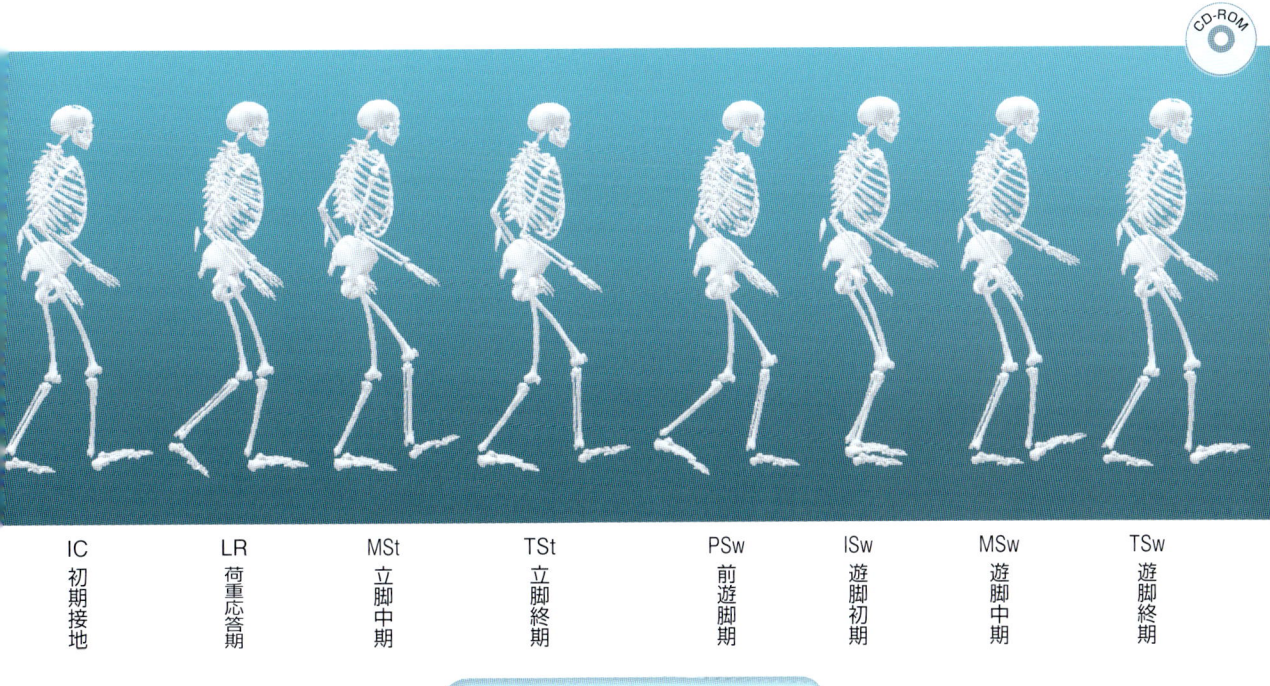

IC	LR	MSt	TSt	PSw	ISw	MSw	TSw
初期接地	荷重応答期	立脚中期	立脚終期	前遊脚期	遊脚初期	遊脚中期	遊脚終期

不全頚髄損傷患者の歩行

とを疑わせる．また，荷重応答期にこの現象がみられることから，股関節外転力不足の代償（デュシャンヌ〔Duchenne〕歩行）の可能性も高い．さらに同時期に膝関節屈曲位で接地しているため，重心の急激な落下も原因の一つである．

　立脚終期の足関節の底屈がみられないが，逆に床を蹴ることにより転倒の危険性が生じるほど，対側の荷重応答期の支持性が低下している可能性もある．特に左側の荷重応答期には急激な底屈がみられるため，踵足や前脛骨筋の高緊張が原因ではない．

　両上肢の肘関節屈曲，前腕回内位の肢位等から，上腕二頭筋の筋緊張亢進が疑われる．

　以上のように，不全頚髄損傷においては各部位の問題が同時多発的に起こっており，歩行ではこれらが混在した状態となり，分析を複雑化している．しかし，「今回は膝関節」といったように，HATがどの部位の機能低下を代償しているか分析することで，治療の優先順位等，手がかりが見えてくる．

第4章 脳卒中左片麻痺患者の歩行

観察前に理解すべき脳卒中(CVA)片麻痺患者の一般的な歩行障害

- 運動麻痺，感覚麻痺の程度により歩行障害も変化する。半数以上の患者が歩行可能となるが，T字杖，短下肢装具が必要となる例も多い。

- 立脚期中，膝折れ，逆に反張膝を呈する患者もみられる。片麻痺患者の反張膝の原因については，考察の項で詳細な説明を加える。

- 遊脚期の足関節背屈が困難なため，床とのクリアランスが不十分となり，つまずき，転倒の原因となる。

- これらの運動障害の原因として，筋の弛緩による場合，逆に高緊張の場合の双方が考えられる。これらは反射検査等の理学的検査により容易に鑑別できる。

- CVAの場合，一般に四肢の中枢部は低緊張，末梢部ほど高緊張となる。

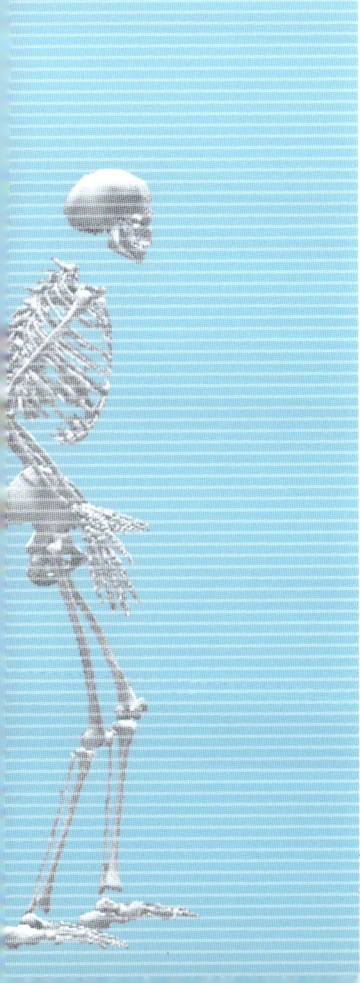

- 姿勢・心理的影響を受けやすく，重心位置が高く，不安定な動作である歩行においては，座位，立位よりも筋緊張が高まる場面が多い。

- CVAを含む中枢性麻痺においては，筋の伸張反射が亢進している場合が多い。したがって伸張性収縮が必要となる立脚期，特に荷重応答期の動作が困難となっている。

- 劣位半球障害（右利きの人の場合：右半球，したがって左片麻痺患者）の場合，失行，失認等の高次脳機能障害により，転倒のリスクが高まる。高次脳機能障害についての詳細は専門書を参照されたい。

関節の角度変化－麻痺側

股関節

初期接地時の屈曲角度は健常者と大きな差を認めない。

立脚中期以降の伸展が少なく，歩行周期を通じて屈曲位のままである。

遊脚期，特に遊脚中期に大きく屈曲させた後，垂直に下肢を落下させ接地する。

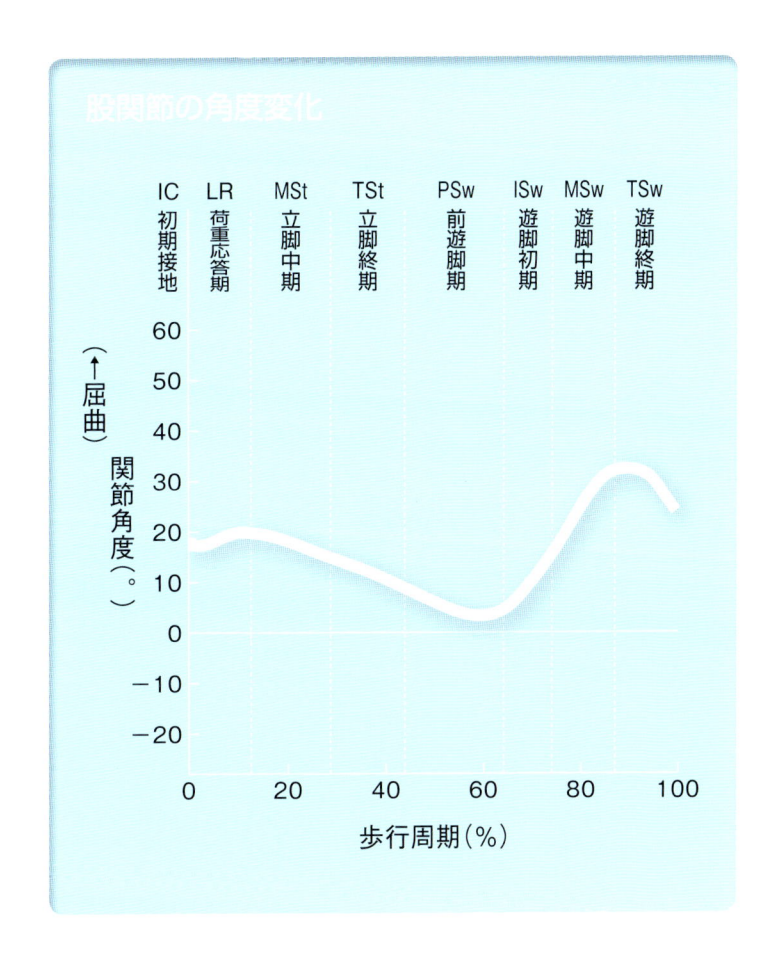

股関節の角度変化

IC	LR	MSt	TSt	PSw	ISw	MSw	TSw
初期接地	荷重応答期	立脚中期	立脚終期	前遊脚期	遊脚初期	遊脚中期	遊脚終期

縦軸：関節角度（°）（↑屈曲）
横軸：歩行周期（％）

膝関節

初期接地時には屈曲位で，荷重応答期に伸展する。

立脚中期，身体が膝を越える際，膝関節が前に揺れる。

立脚期中，完全伸展位となる時期はない。

遊脚初期の膝関節屈曲角度は少ない。遊脚中期，終期の伸展はさらに少なく，屈曲位で次の初期接地を迎える。

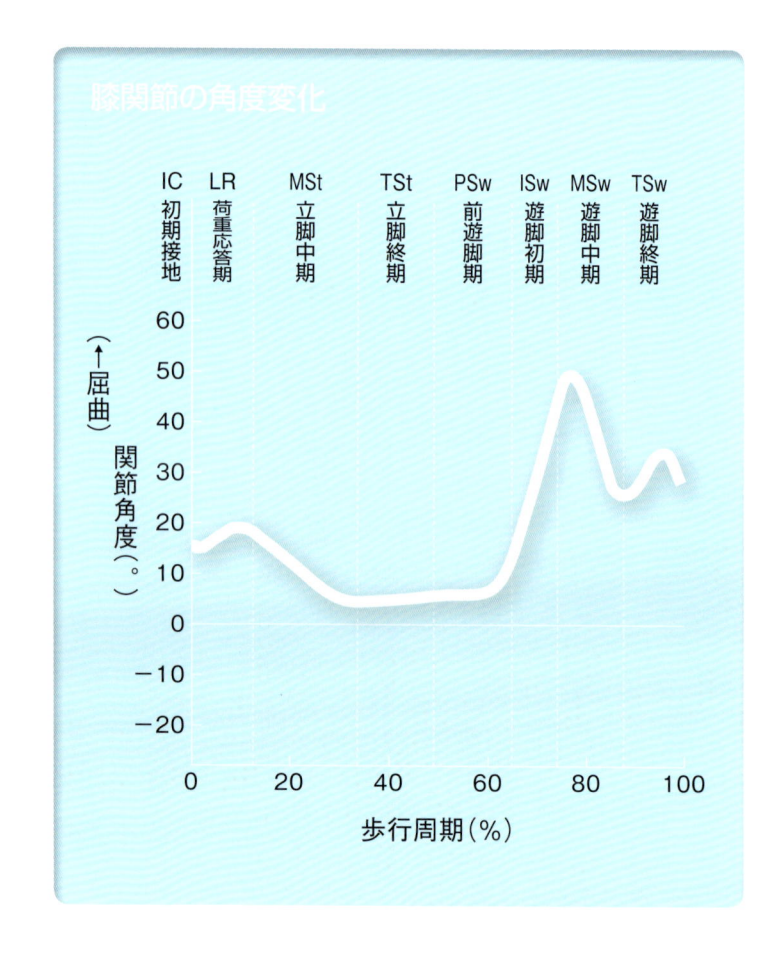

膝関節の角度変化

足関節

初期接地時，ほぼ0°で踵から接地する。

荷重応答期に底屈，立脚中期に背屈する。

立脚終期から前遊脚期にかけて底屈するが，0°を超えて底屈することはない。

遊脚初期には，再びさらに背屈位となる。

遊脚中期，終期に底屈し，ほぼ0°で次の初期接地を迎える。

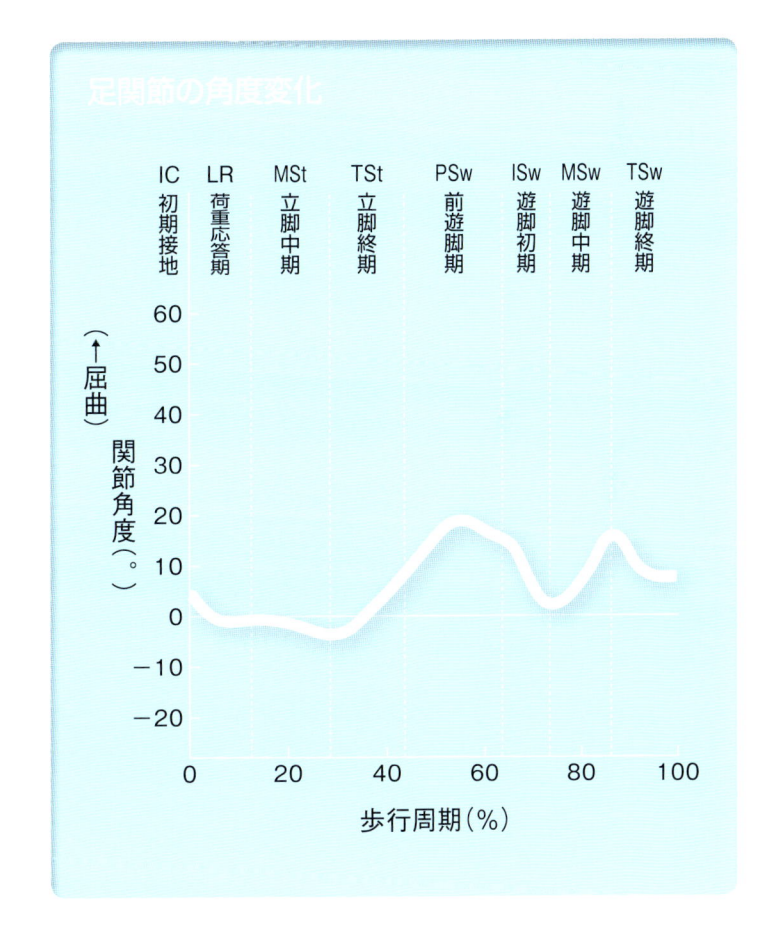

足関節の角度変化

前額面・水平面上の特徴

- 歩行周期を通じ，非麻痺側に全身が傾いている。
- 非麻痺側の単脚支持期において，骨盤が非麻痺側へ側方移動する。
- 麻痺側の遊脚期において分廻しがみられる。特に遊脚中期，終期において股関節が内転する。

時間-距離因子

- 麻痺側の単脚支持時間が短い。
- 麻痺側の歩幅が非麻痺側より広い。
- 歩行率は特に低くはない。
- 健常者と比較して歩隔が極端に狭い。
- 麻痺側の足角が小さい。

HATの運動パターンの特徴

- 右手を平行棒に置き，右手，右脚，左脚の順の3動作で歩行している。
- 左上肢は体側で肘関節屈曲位でほぼ不動である。
- 常に体幹前屈位で，頭部が体幹より前に位置する。
- 麻痺側の振り出し時，骨盤を後傾する。
- 骨盤，上部体幹の回旋はほとんどみられない。

分析(原因の推察)

　遊脚期に足関節背屈が可能な点から考えて,運動麻痺の程度は軽いことが推察される。

　しかし,全身の非麻痺側への側屈,麻痺側の単脚支持期が短い点,非麻痺側の歩幅が狭い点は,麻痺側下肢の体重支持機能が不十分であることを示している。

　さらに麻痺側股関節伸展角度,足関節底屈角度が小さい点は,立脚期中,特に股関節伸展位での体重支持機能が不十分であることを示している。

　健常歩行における振り出しのメカニズムは,股関節伸展位からの下肢の自重を利用した振り子運動を基盤にしている。本症例においては,振り出しの困難さを骨盤の後傾,および麻痺側股関節の分廻し運動によって代償している。しかし,この代償動作,特に遊脚初期の骨盤後傾,遊脚終期の股関節の(内転筋の高緊張を疑わせる)内転は,重心の動揺を大きくさせ,支持基底面を狭くするため,転倒の危険性を増大させている。

　膝関節が歩行周期を通じて屈曲位である原因として,足関節の挙動からは尖足である可能性は否定できる。すなわち,ハムストリングスの短縮,あるいは大腿四頭筋の出力不足が示唆される。また,股関節が伸展困難である点も原因の一つと考えられる。

　初期接地時,膝関節屈曲,体幹前屈位となっている。両者に共通する原因として,股関節伸展力の不足が考えられる。すなわち,初期接地時の股関節伸展筋の作用により体幹の前屈を制動する。同時に股関節伸展筋は,股関節屈曲によって連鎖的に起こる膝関節の屈曲を制動する。

　立脚期中の膝関節の安定には,隣接する股・足関節周囲筋の働きが影響を及ぼしている。したがって以下の3点に注意が必要である。

　1) 股関節屈曲により,重心が後方に位置すれば膝関節への負担は増加する。しかし,体幹前傾により,重心が前方に位置

すれば膝関節への負担は減少する。したがって，重心と膝関節の相対的な位置関係から推察する必要がある。

2) 大腿四頭筋の歩行における最も重要な役割は，荷重応答期の伸張性収縮による衝撃吸収である。この衝撃吸収力が低下している場合，膝関節は急激に屈曲，膝折れが出現する。しかし，歩行速度，歩幅の減少により衝撃も減少している場合，必ずしも大きな筋張力は必要としない。さらに大腿四頭筋の機能が低下している場合，非麻痺側下肢で発生した推進力を麻痺側足部に伝搬することはできず，膝関節を回転軸とした前方への動き，反張膝が出現する。

3) 足関節背屈力が低下，あるいは足関節底屈筋の高緊張がみられる場合，荷重応答期の下腿前傾がみられず，膝関節は反張傾向となる。

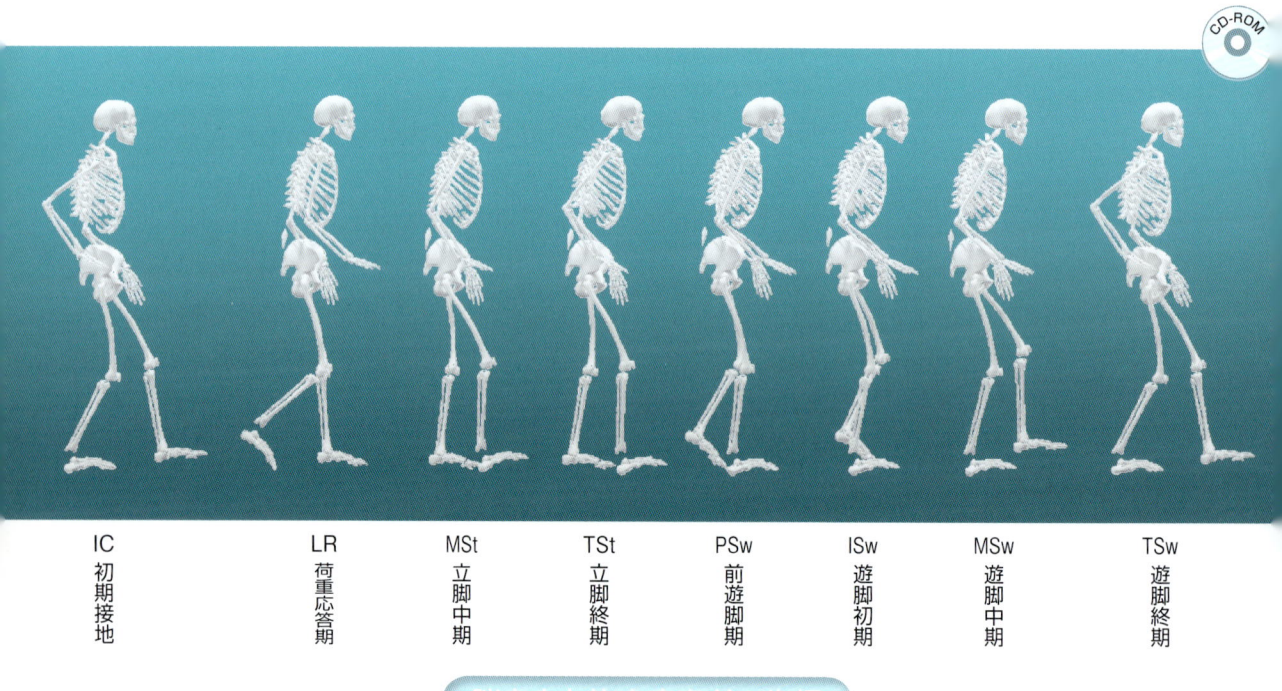

| IC | LR | MSt | TSt | PSw | ISw | MSw | TSw |
| 初期接地 | 荷重応答期 | 立脚中期 | 立脚終期 | 前遊脚期 | 遊脚初期 | 遊脚中期 | 遊脚終期 |

脳卒中左片麻痺患者の歩行

第5章 変形性膝関節症患者の歩行

観察前に理解すべき変形性膝関節症 (膝OA)患者の一般的な歩行障害

- 膝関節内側に疼痛を有するため,逃避性跛行*を呈する。
- 経過に従い,大腿四頭筋の筋力低下のため,立脚時の不安定性がみられる。
- 関節変形に伴い,可動域制限,特に立脚時の伸展制限が顕著となる。
- 膝内反変形に伴い扁平足がみられるが,足部の内反・外反は一定しない。
- 側方不安定性*(lateral thrust)は,荷重応答期の非常に短い時間に発生する。
- 初期段階では歩行速度は低下しないが,ストライド長が減少し,ケイデンスが増大する歩行様式をとる。

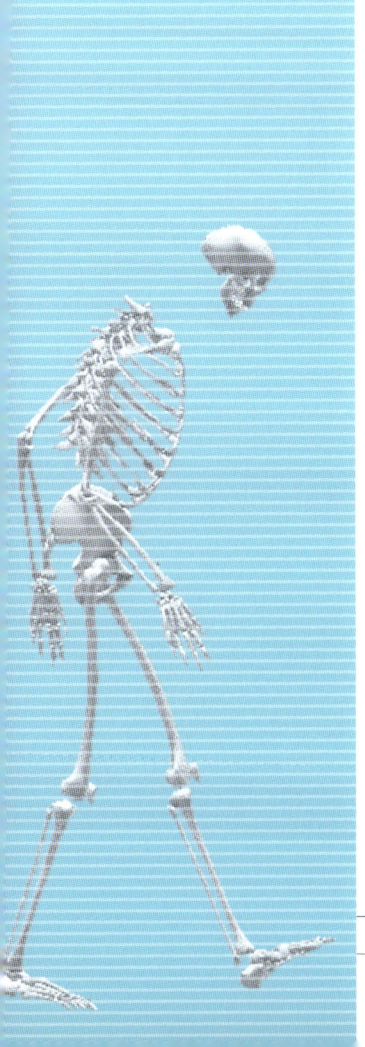

関節の角度変化

股関節

初期接地では約20°屈曲し，対側初期接地まで伸展する。最大伸展角度は約10°である。前遊脚期から遊脚終期まで屈曲し，次の初期接地を迎える。

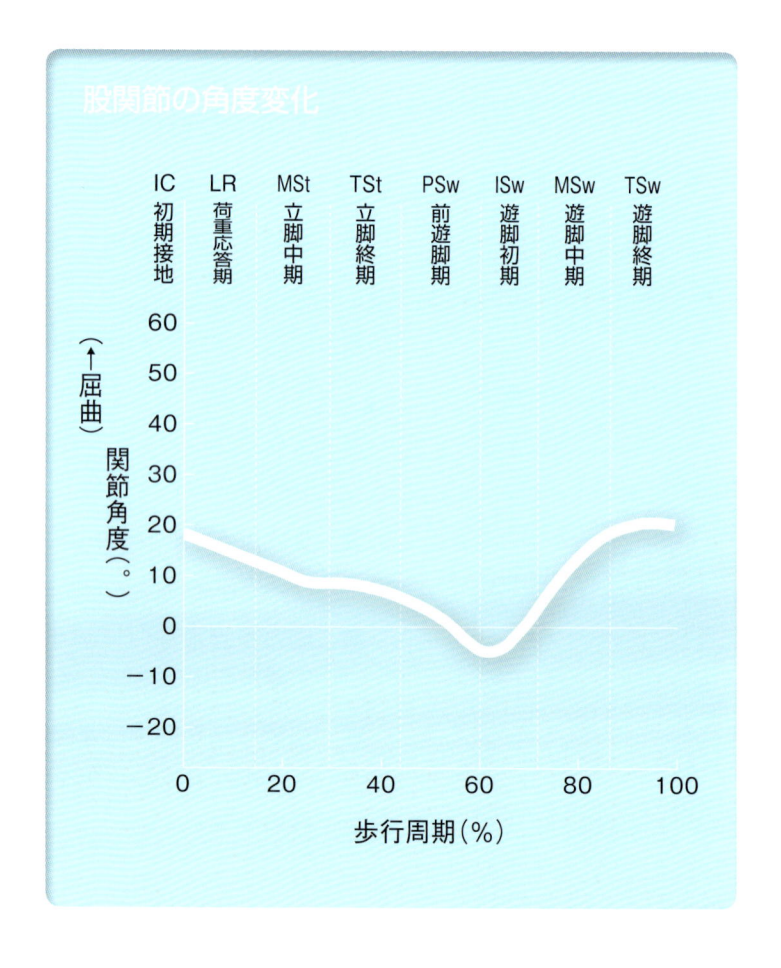

股関節の角度変化

縦軸：関節角度（°）（↑屈曲）、-20〜60
横軸：歩行周期（%）、0〜100

IC	LR	MSt	TSt	PSw	ISw	MSw	TSw
初期接地	荷重応答期	立脚中期	立脚終期	前遊脚期	遊脚初期	遊脚中期	遊脚終期

膝関節

歩行周期を通じて屈曲位で，最大伸展位となる初期接地，立脚終期でも約 20°屈曲している。前遊脚期から遊脚初期にかけて屈曲し，最大 45°程度の屈曲の後，遊脚中期に再び約 20°屈曲位まで伸展する。二重膝作用(double knee action)が消失している。

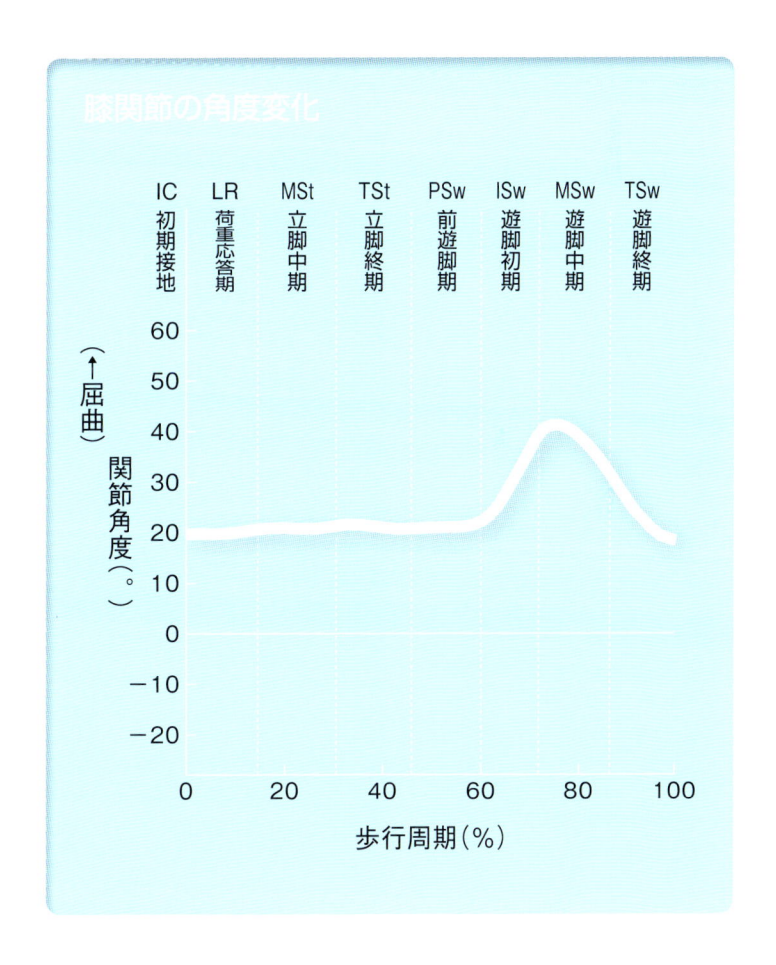

膝関節の角度変化

IC	LR	MSt	TSt	PSw	ISw	MSw	TSw
初期接地	荷重応答期	立脚中期	立脚終期	前遊脚期	遊脚初期	遊脚中期	遊脚終期

(↑屈曲) 関節角度(°) / 歩行周期(%)

足関節

歩行周期を通じて，背屈位で角度変化が少ない。初期接地では約10°背屈している。立脚終期まで，さらに約5°背屈する。その後，遊脚初期まで底屈し，最大底屈角度は約5°背屈位である。遊脚中期に再び約10°背屈する。

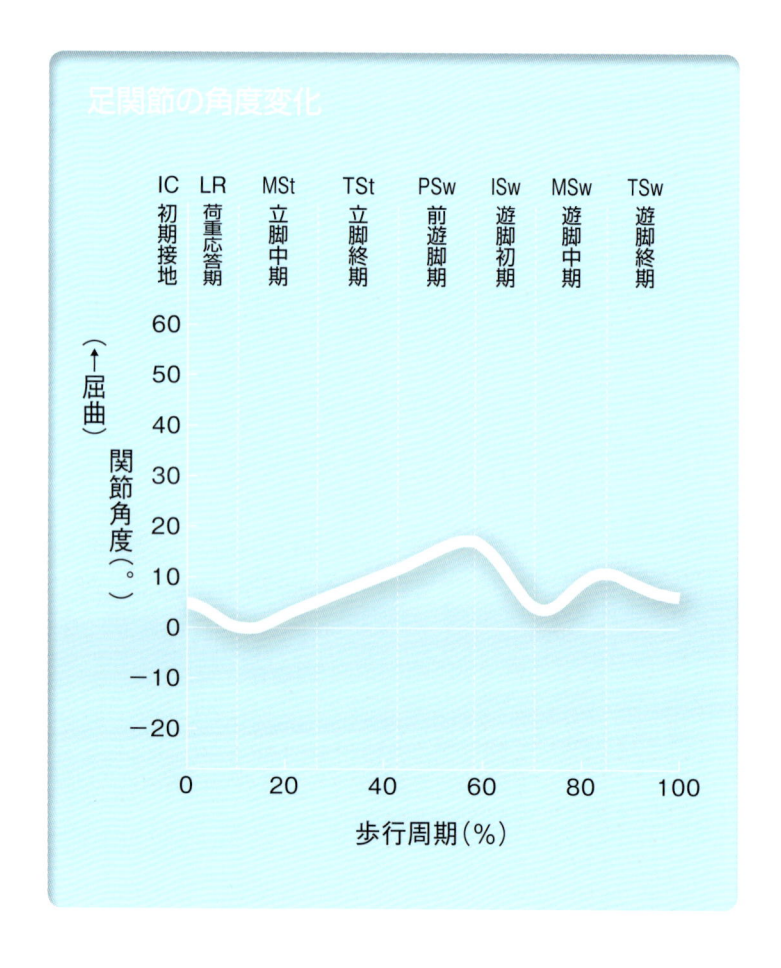

足関節の角度変化

IC	LR	MSt	TSt	PSw	ISw	MSw	TSw
初期接地	荷重応答期	立脚中期	立脚終期	前遊脚期	遊脚初期	遊脚中期	遊脚終期

前額面・水平面上の特徴

■ 歩行周期中,
両側とも膝関節の内反を認める。
両側とも toe out を認める。
両側とも股関節外旋を認める。

時間-距離因子

■ 患側(右)の単脚支持時間が短く,健側の歩幅が狭い。
■ 歩隔も同様に狭い。
■ 歩行速度が極端に遅い印象は受けない。

HAT の運動パターンの特徴

■ 両側とも荷重応答期に骨盤の側方移動が大きい。同時に体幹の側屈(特に右)を認める。
■ 上肢の振りは非対称。健側はほとんど振りがないのに対し,患側は遊脚期に後内方に振っている。
■ 歩行周期を通じて,骨盤前傾,体幹前屈を認める。
■ 健常者では歩行中に体軸内回旋が(骨盤が右回旋すれば肩甲帯は左回旋)が認められるが,歩行中の膝関節角度の狭小化とともに体軸内回旋が消失している。

分析（原因の推察）

　診断名から主たる障害部位は自明なので，膝関節から異常な点の原因を推察する。

　立脚期中，膝関節が伸展することがない原因は関節拘縮，変形が疑われる。常に内反している点も，これを裏付ける。また，伸展による疼痛，膝関節伸展筋力の低下の可能性もある。（ただし，健常者ですら荷重応答期〔0.2秒間〕の20°の膝関節の屈伸が観察できるかは，はなはだ疑問であるので，この点は論じなくてもよい）

　遊脚期中の屈曲角度が少ない原因は，歩幅が狭い←歩幅を広げても遊脚終期で膝関節が伸展できない←膝関節の屈曲拘縮，伸展時の疼痛がある，といった一連のメカニズムが考えられる。

　足関節は常に軽度背屈しており，床を後方に蹴り出すことがない。これは立脚終期の膝関節伸展が不完全なためである。また，

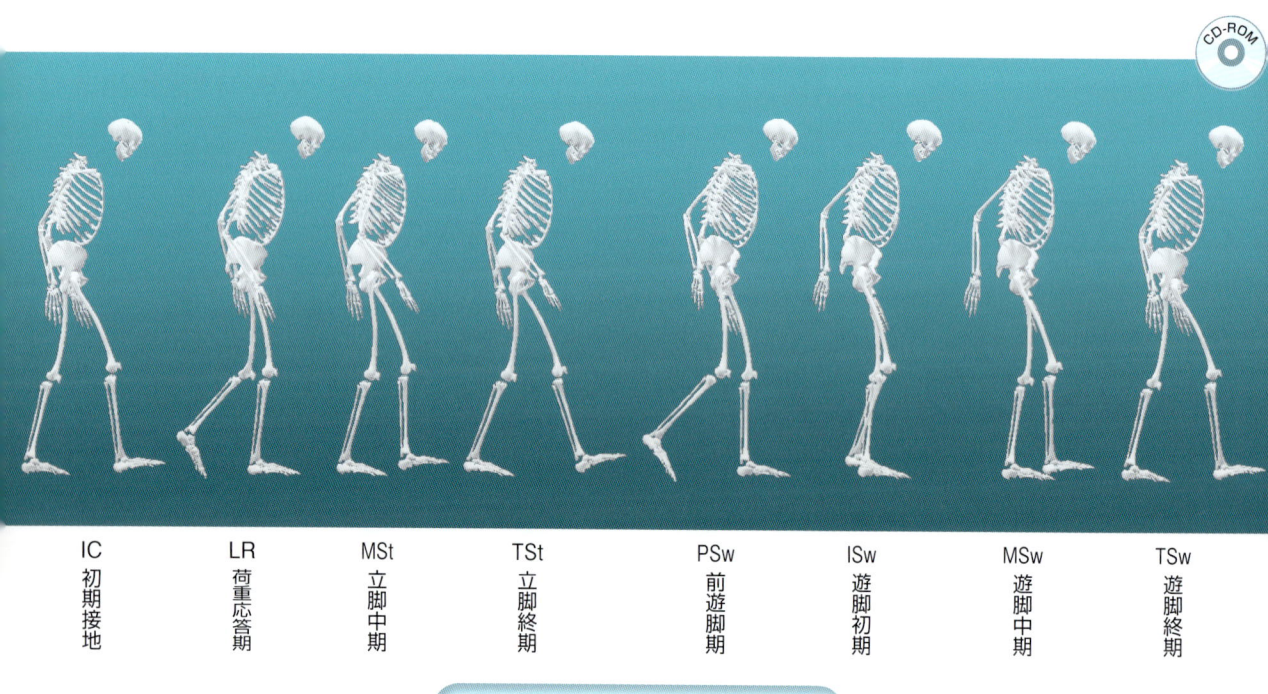

IC	LR	MSt	TSt	PSw	ISw	MSw	TSw
初期接地	荷重応答期	立脚中期	立脚終期	前遊脚期	遊脚初期	遊脚中期	遊脚終期

変形性膝関節症患者の歩行

遊脚期については健常者では0°以上背屈する必要はないが，この症例では遊脚初期の屈曲が不十分なため，これを代償して床からのクリアランスを得ていると推察した。

　股関節が歩行周期を通じて伸展することがない原因は2点考えられる。まず，膝関節伸展が屈曲拘縮，伸展筋力低下，疼痛により障害されている。次に体幹が前傾しているため，結果として股関節が屈曲位となっている。体幹が前傾位となる原因は伸展筋力低下を代償し，重心を前方に移動させ，より少ない膝関節モーメントで歩行させるため，あるいは膝関節後方の荷重痛を逃避するためと推察した。さらに体幹前傾姿勢により股関節屈曲位をとるため，股関節伸展筋群の筋出力を向上させていると推察される。

　膝関節後内側の疼痛の逃避は，股関節外旋位で荷重応答期に体幹側屈，骨盤の側方移動により大腿筋膜を伸張し，側方の支持性を得るとともに，膝関節後外側に荷重線を誘導させている現象からも裏付けられる。

　上肢の振りの非対称性は，体幹の側屈に起因するものと考えられる。

TRAINING
第6章
脊髄小脳変性症患者の歩行

観察前に理解すべき脊髄小脳変性症患者の一般的な歩行障害

- 前後左右に動揺する(酩酊歩行)。
- 脚を左右に開いて安定させようとしている (wide base)。
- 挙動が突発的で,円滑さが欠如している。特に脚の急激な振り出しと,これに続く踵接地時の衝撃が特徴的である (tabetic gait)。
- 脊髄性失調の場合,常に床を注視するため(視覚による代償),体幹が前傾位となっている。

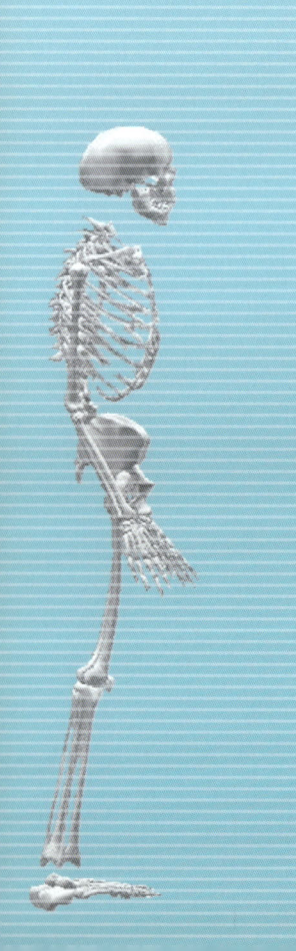

関節の角度変化

股関節

過剰に股関節を屈曲させた状態で接地する。
立脚終期における股関節伸展角度は小さい。
遊脚期中の股関節屈曲角度は大きく、遊脚終期に床に足を近づけるため伸展する。

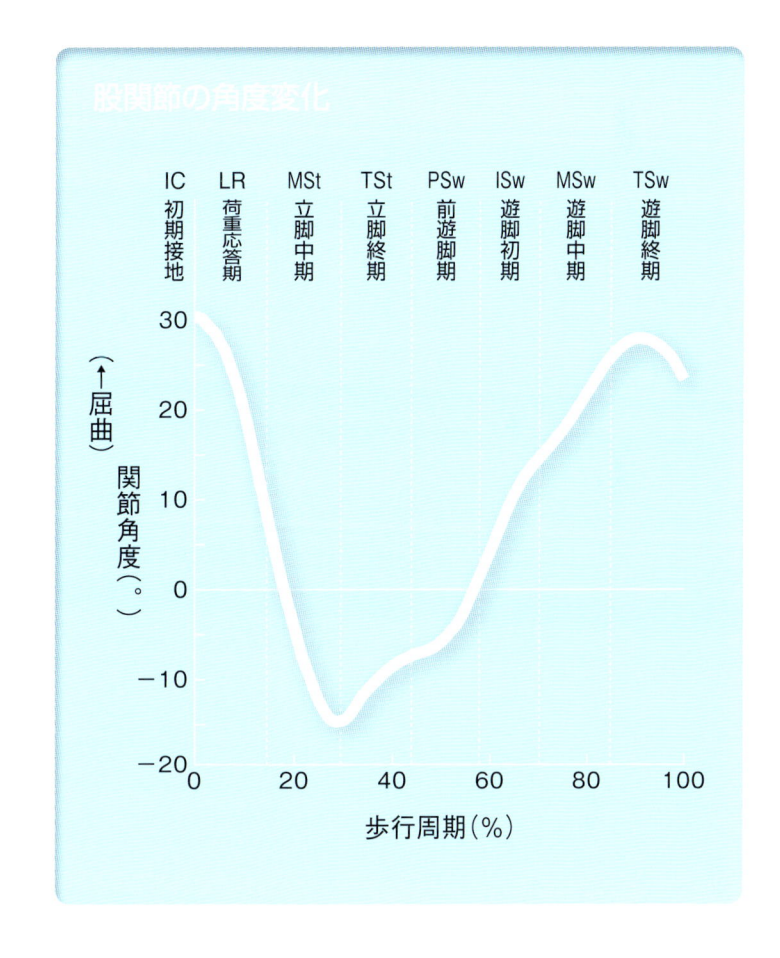

股関節の角度変化

IC	LR	MSt	TSt	PSw	ISw	MSw	TSw
初期接地	荷重応答期	立脚中期	立脚終期	前遊脚期	遊脚初期	遊脚中期	遊脚終期

縦軸：関節角度（°）（↑屈曲）
横軸：歩行周期（%）

膝関節

　踵接地時には膝関節は屈曲している。このとき対側の踵はほぼ接地しており，荷重応答期中，足関節を底屈する。これに合わせて膝関節を伸展する。

　立脚中期において下腿が後傾するため，膝関節が伸展する。

　遊脚中期以降，下腿は下垂位のまま初期接地を迎えるため，膝関節が伸展位となる時期がない。

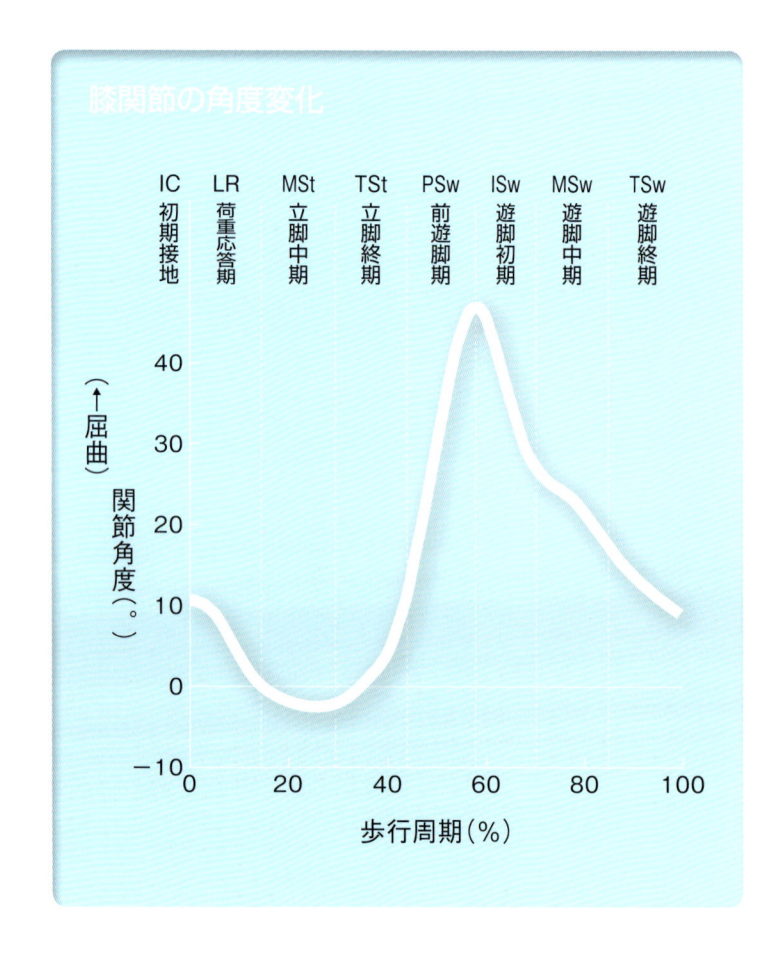

膝関節の角度変化

足関節

初期接地時，足関節は背屈位で，踵を垂直に落下させる。

荷重応答期に0°となるが，立脚中期以降，再び背屈する。

上半身の動揺に伴い，足関節角度も変化するが，前遊脚期において再び0°近くまで底屈する。

遊脚初期には，過剰に足関節を背屈させる。

遊脚中期以降，底屈するが，背屈位のまま接地する。

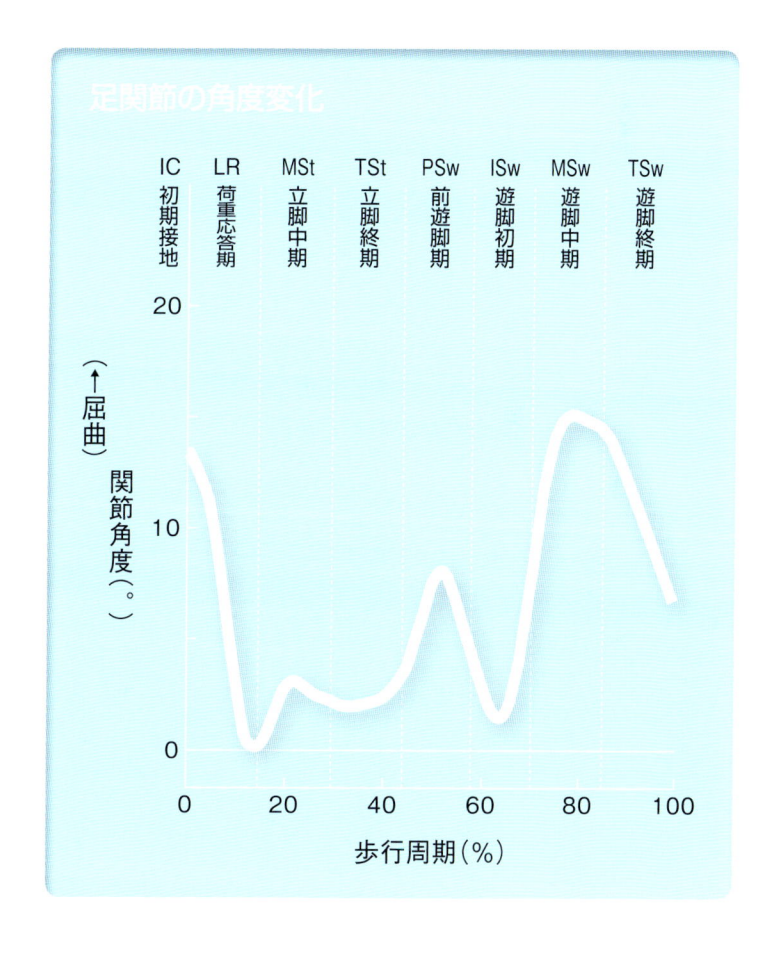

足関節の角度変化

前額面・水平面上の特徴

- 両股関節とも分廻しがみられる。初期接地時に股関節が内旋し，toe in となっている。
- 骨盤，上部体幹の回旋はほとんどみられない。

時間－距離因子

- 健常者と比較して歩隔が大きい。
- 健常者と比較して歩行速度が遅い。
- 右に対して左の歩幅が狭い。
- 左に対して右の単脚支持時間が短い。
- 歩調は左右のばらつきが大きく，リズムが乱れている。
- 足角は健常者と比較して少なく，toe in となっている。

HAT の運動パターンの特徴

- 両肩関節外旋位，肘関節屈曲位で手を広げ，平衡を保とうとしている。
- 骨盤が左右に動揺している。右立脚期に骨盤が右に傾斜する。
- 骨盤に対して上部体幹が左右に動揺している。
- 歩行周期を通じ，体幹が右に傾いている。
- 歩行周期を通じ，骨盤が後傾位で，重心が後方に偏倚している。

分析（原因の推察）

　失調症においては，持続的な筋緊張の維持による姿勢の制御が困難であることが根底にある。また，固有感覚の障害もあり，「どう動かしてよいかわからない」状態となっている。したがって以下の点が推察される。

　初期接地時の足部の定位がわかりにくいため，股関節を過剰に振り出した後，下腿を垂直に落下させ，踵への衝撃や足音でフィードバックを増している。

　筋緊張の維持が困難なため，荷重応答期における前脛骨筋，大腿四頭筋の伸張性収縮による衝撃吸収作用が低下している。あるいは足部がパタパタ落下する音がフィードバックされている可能

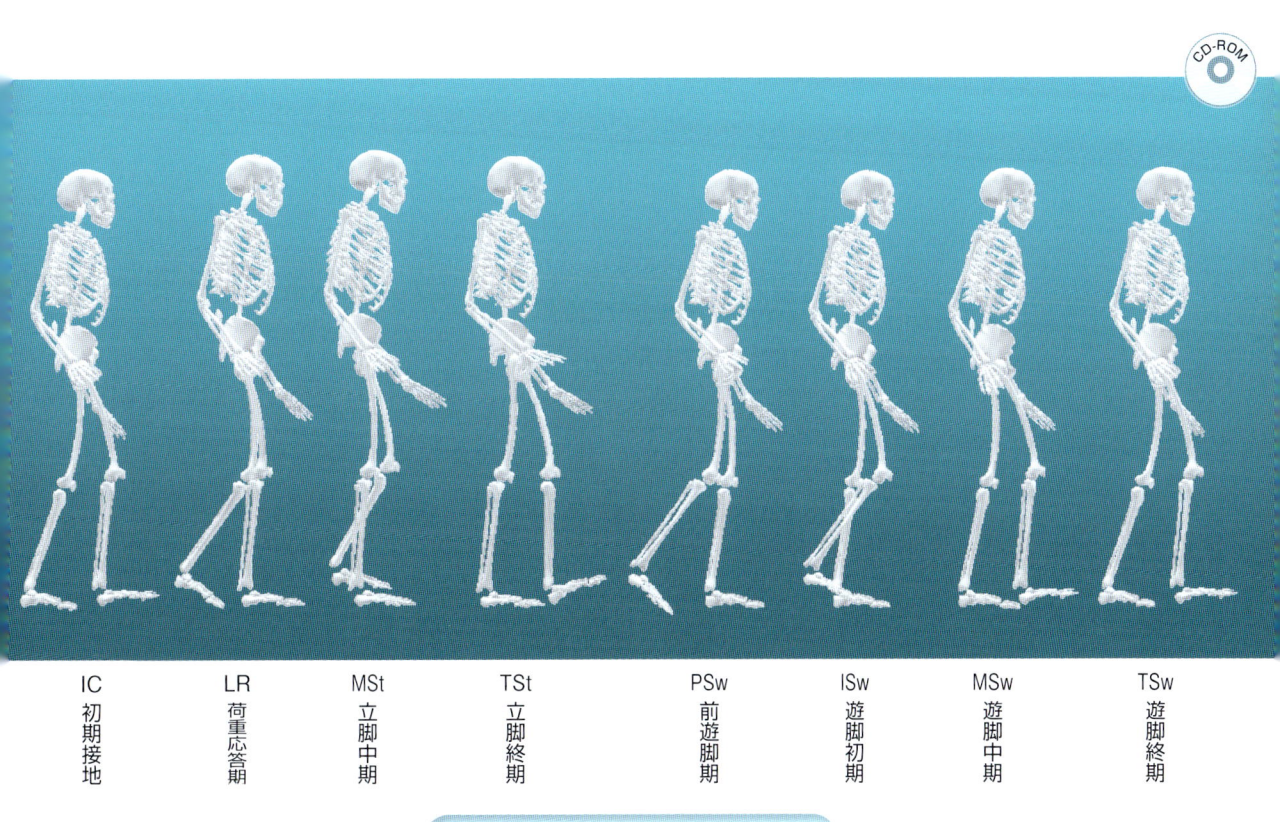

IC	LR	MSt	TSt	PSw	ISw	MSw	TSw
初期接地	荷重応答期	立脚中期	立脚終期	前遊脚期	遊脚初期	遊脚中期	遊脚終期

脊髄小脳変性症患者の歩行

性もある。
　同様に，立脚終期においても足関節，足部の底屈筋群の持続収縮が困難なため，trailing position(つま先立ち位)で歩幅を拡げることができない。対側下肢の接地後，踵が離地している。このとき重心の円滑な前進は起きないため，対側の初期接地時に急激な体重移動が起こる。したがって，これに抗しきれず，体重支持に失敗したときは後方に動揺している。
　以上は，姿勢筋緊張の検査，協調性の検査，立位バランスの検査等で確認することができる。

第7章 パーキンソン病患者の歩行

観察前に理解すべきパーキンソン病患者の一般的な歩行

- 常に体幹を前傾している。
- 最初の一歩が出にくい。
- 歩幅が狭い（短い）（小刻み歩行〔marche à petit pas〕）。
- 全般に動きが遅い（寡動）。
- 歩行中，小走りになる場合もある（加速歩行〔festinating gait〕）。

関節の角度変化

左股関節

初期接地時の屈曲角度は健常歩行と差はみられない。立脚終期の最大伸展時においても軽度屈曲位であり,伸展位となることがない。

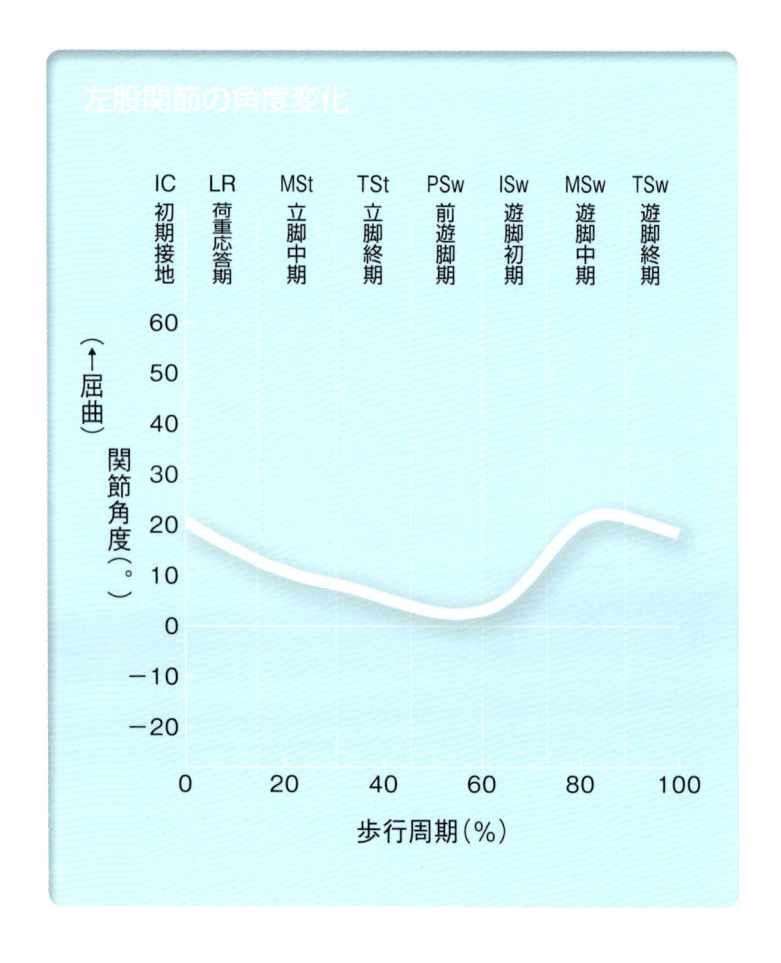

左股関節の角度変化

左膝関節

ほぼ 0°で踵接地する。荷重応答期に過伸展位となる。立脚期中は過伸展位となっている。遊脚期の最大屈曲角度も健常歩行に比較して小さい。

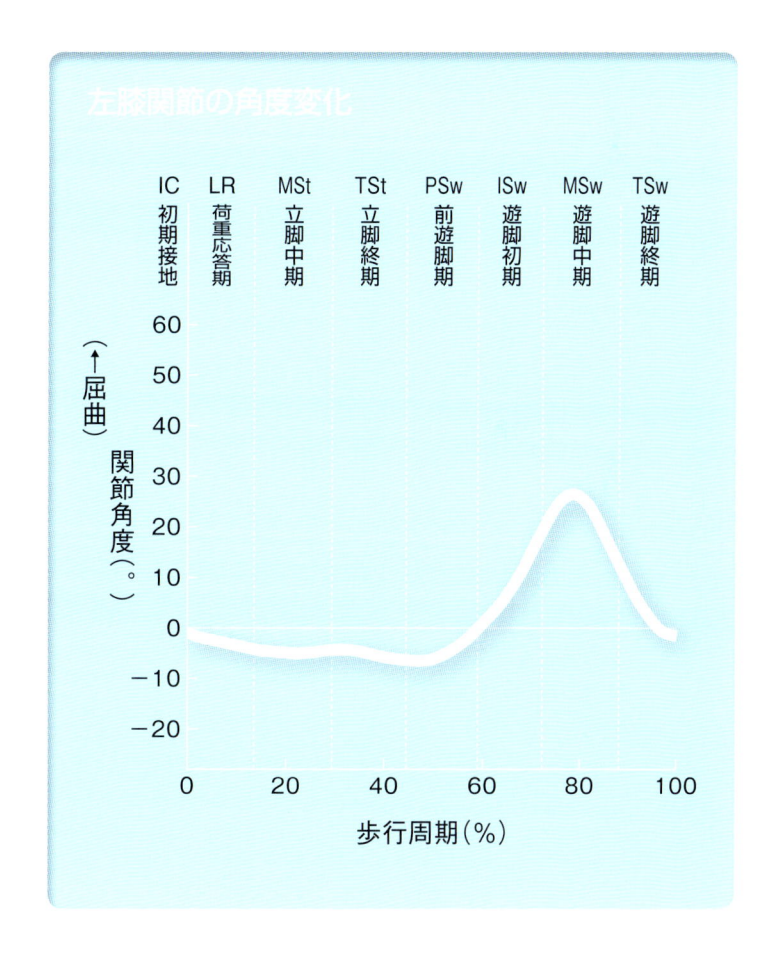

左膝関節の角度変化

第7章 パーキンソン病患者の歩行

左足関節

ほぼ0°で踵接地する。荷重応答期の底屈はほとんどみられない。前遊脚期の底屈もみられず，遊脚期も背屈位を保持している。

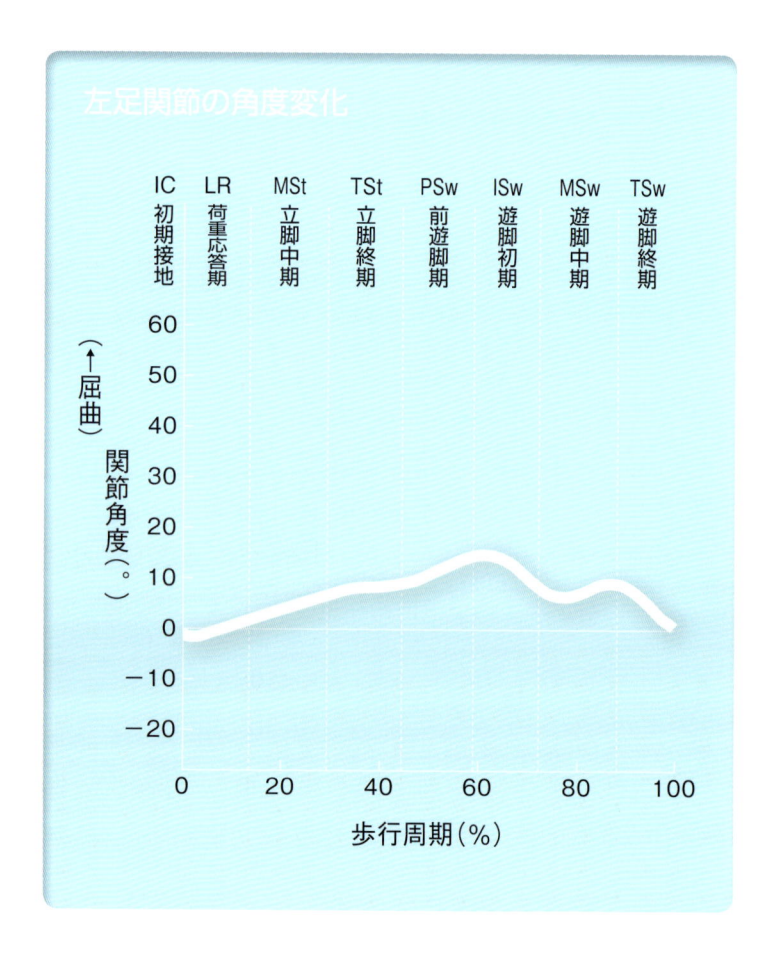

左足関節の角度変化

前額面・水平面上の特徴

- 常に toe out の状態である。
- 立脚中期に内転位をとらず，足関節を中心に HAT が左右に動揺する。

時間−距離因子

- 歩幅が狭い。
- 歩行率は特に遅くはない。
- 足角が大きい。
- 歩隔が狭い。

HAT の運動パターンの特徴

- 常に体幹が前屈位となっている。
- 特に胸椎での前屈が大きく，頸椎では代償的に後屈（あるいは前弯増大）により視線を前方に保っている。
- 骨盤も健常歩行と比較して軽度前傾位となっている（一般には後傾位）。
- 骨盤，上部体幹の回旋がほとんどみられない。
- 上肢の振りもほとんどみられない。

重心位置

■ 常に体幹が前屈位，頭部は前足部の真上となっている。したがって，重心は支持基底面に対して，全歩行周期を通じて前方に偏倚している。
■ 身体全体の挙動が少ないにもかかわらず，右荷重応答期において重心は右に偏倚する。

分析（原因の推察）

　パーキンソン病の特徴であるジスキネジア（低運動，無動）により，四肢体幹の運動範囲は狭くなっている。

　原因としては，下肢の筋自体が強剛によって伸張し難くなっているか，廃用によって短縮している可能性がある。

　また，体幹の制御が困難な状態で，バランスを保って転倒しないように歩行するためには，歩幅を狭く（短く）した方が患者にとっては歩きやすい。

　一般にパーキンソン患者の重心は後方に偏倚するが，本症例では逆に膝より前方に床反力が通過するようにしている。これにより筋張力による身体の支持は不要になるが，その結果，左膝では靱帯，腱等の膝関節支持機構にもたれかかった状態となり，過伸展位となっている。この原因については，二次的な障害か，骨関節疾患等の既往によるものかは病歴等の情報が必要となる。

　パーキンソン病の特徴として，病気の進行の過程が非対称であることが知られている。本症例においても，特に右荷重応答期の股関節周囲筋，体幹筋の機能が不十分なため，「横揺れ」が起こっていると推察される。

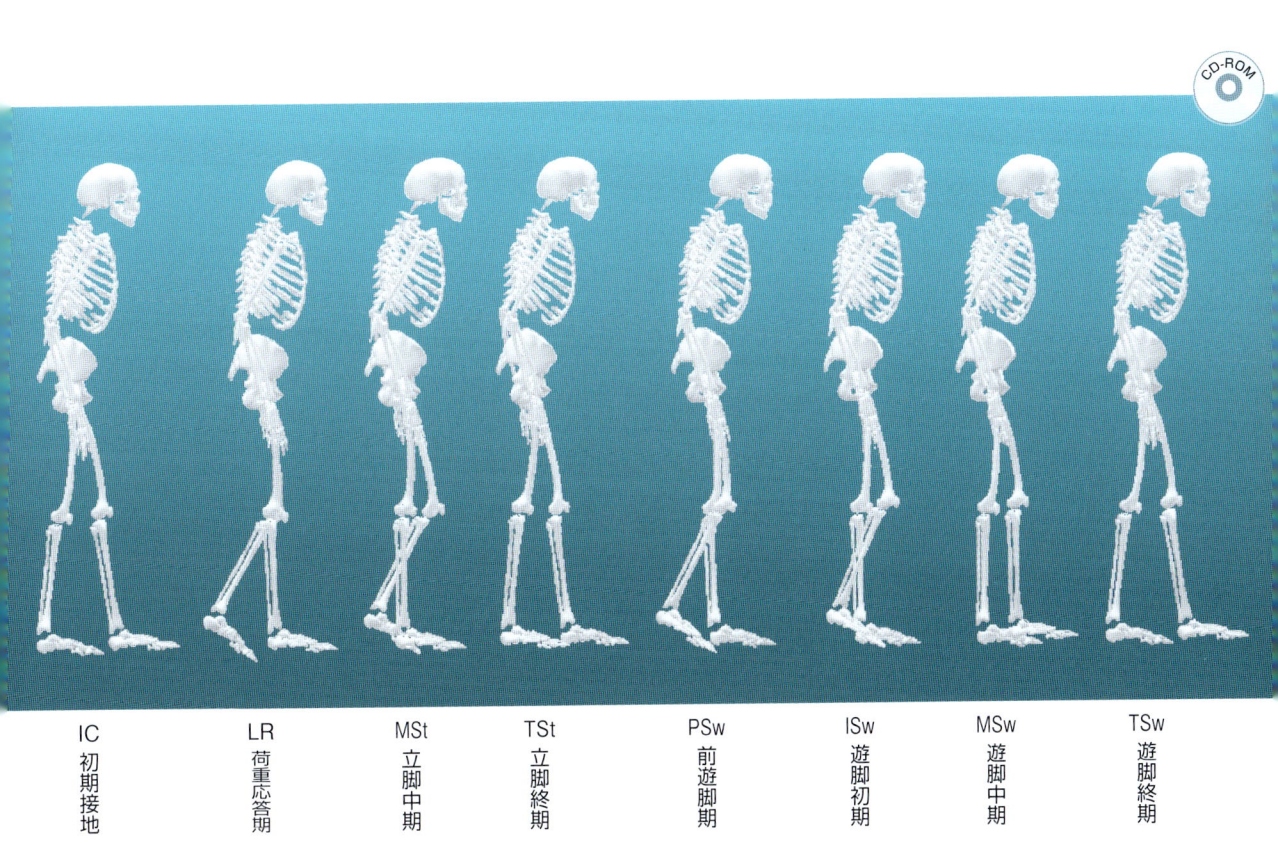

| IC | LR | MSt | TSt | PSw | ISw | MSw | TSw |
| 初期接地 | 荷重応答期 | 立脚中期 | 立脚終期 | 前遊脚期 | 遊脚初期 | 遊脚中期 | 遊脚終期 |

パーキンソン病患者の歩行

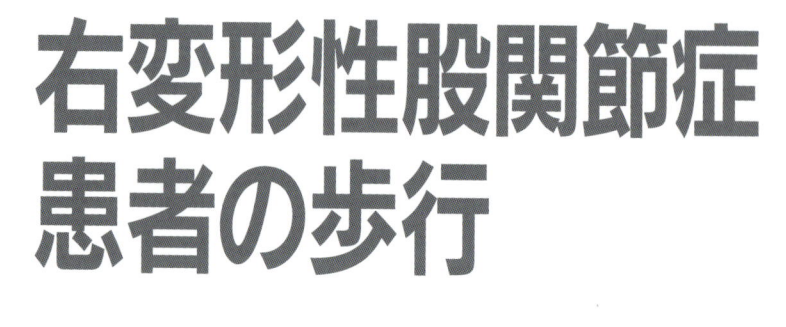

TRAINING 第8章 右変形性股関節症患者の歩行

観察前に理解すべき変形性股関節症（股OA）患者の一般的な歩行障害

- 股関節に疼痛を有するため，逃避性跛行を呈する。

- 股OAは，荷重により関節変形が進行する疾患であるので，荷重応答期から立脚中期にかけて特徴的な跛行がみられる。

- トレンデレンブルク(Trendelenburg)歩行：立脚側股関節の内外転中間位が保持できず，遊脚側に骨盤が落下し，内転となる。体幹は立脚側に傾斜させ，バランスを保つ。

- デュシャンヌ歩行：原因はトレンデレンブルク歩行と同じだが，骨盤の落下はみられないものの，上部体幹を立脚側に傾斜させ，体幹と遊脚下肢の質量でつり合いをとっている。トレンデレンブルク歩行，デュシャンヌ歩行のいずれを呈するか，筋力，疼痛の程度，部位等，要因が多く，定説はない。

- 股関節の変形拘縮，特に屈曲拘縮が進行した症例では，二次的に膝関節の屈曲拘縮が起こるため，股・膝関節屈曲位で歩行する。

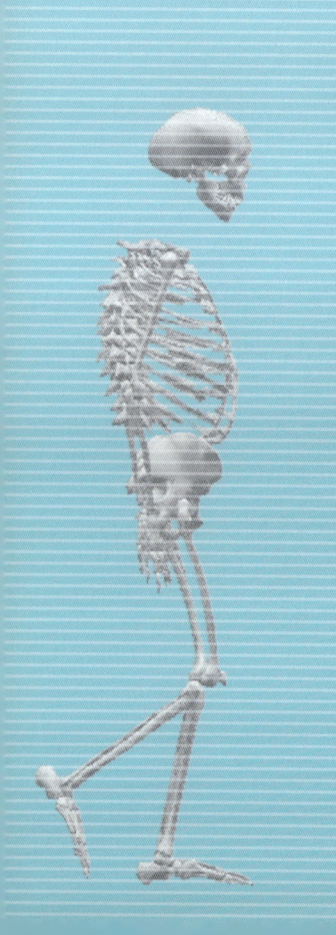

関節の角度変化

股関節

歩行パターンは健常者と同様だが，歩行周期を通じて伸展位となることがない。初期接地では約 30°屈曲し，対側初期接地まで伸展する。最大伸展角度は約 0°となる。前遊脚期から遊脚中期まで屈曲し，遊脚終期では脚を垂直に床に降ろすように伸展させ，次の初期接地を迎える。

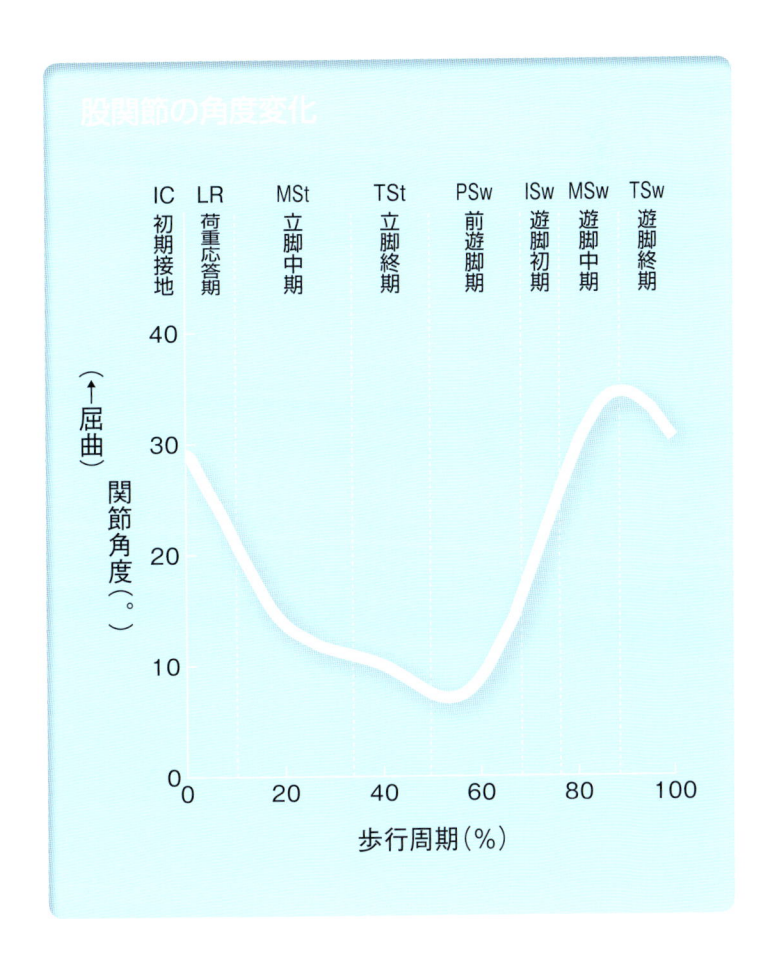

股関節の角度変化

膝関節

　ほぼ0°で初期接地の後，荷重応答期にわずかな過伸展がみられる。対側下肢の接地と同時に，急激に屈曲する。遊脚初期以降の角度変化は健常者とほとんど差がなく，40°屈曲位から60°まで屈曲し，遊脚終期では0°まで伸展する。

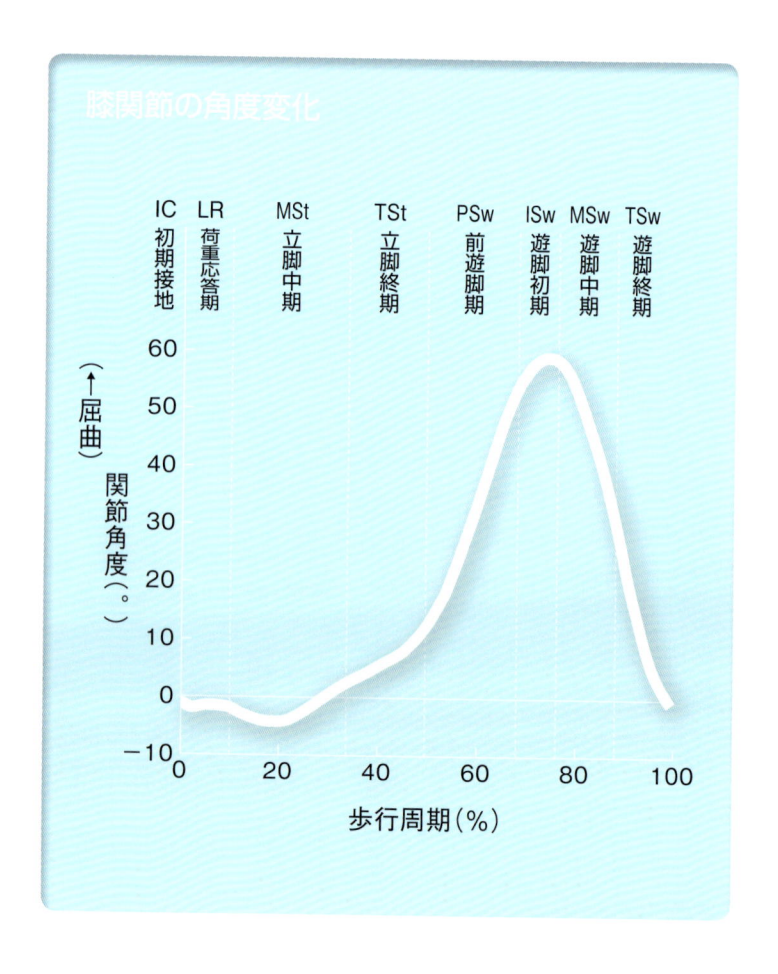

膝関節の角度変化

IC	LR	MSt	TSt	PSw	ISw	MSw	TSw
初期接地	荷重応答期	立脚中期	立脚終期	前遊脚期	遊脚初期	遊脚中期	遊脚終期

縦軸：関節角度(°)（↑屈曲）
横軸：歩行周期(%)

足関節

　歩行パターンは，股関節と同様に，健常者と比較して特徴はみられない。しかし，初期接地ではわずかに底屈している。荷重応答期では膝関節が過伸展していくにもかかわらず，さらに底屈する。逆に，立脚中期においては急激に背屈する。

　遊脚初期の足関節背屈パターンに特徴はみられないが，遊脚中期以降，約10°底屈し，底屈位で接地する。

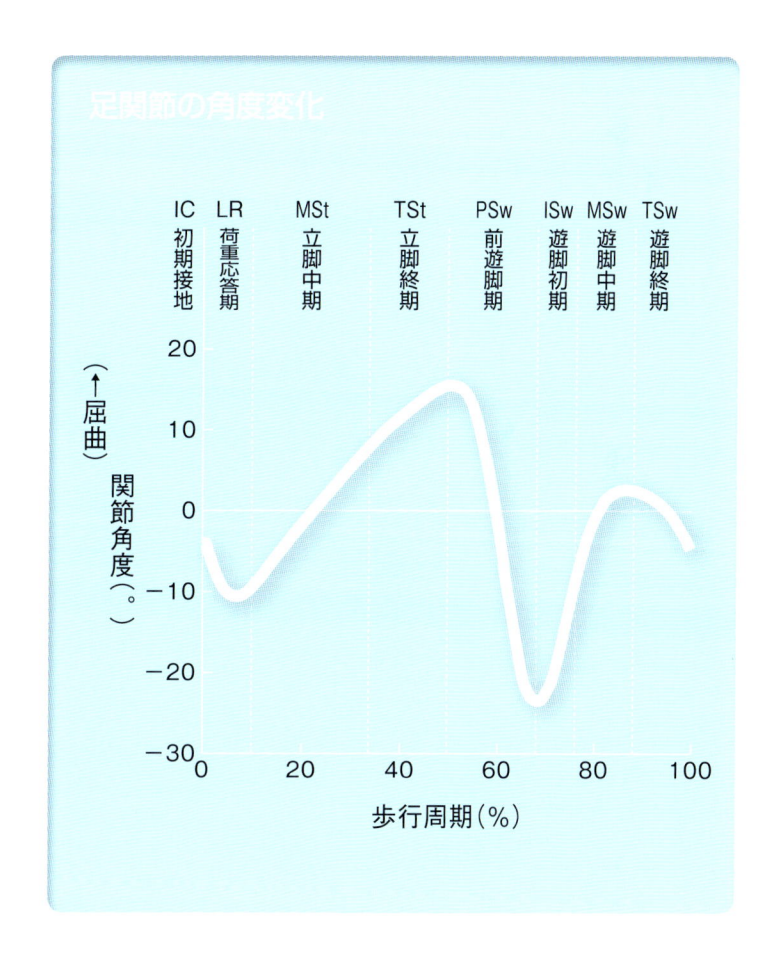

足関節の角度変化

IC	LR	MSt	TSt	PSw	ISw	MSw	TSw
初期接地	荷重応答期	立脚中期	立脚終期	前遊脚期	遊脚初期	遊脚中期	遊脚終期

（↑屈曲）関節角度（°）／歩行周期（%）

前額面・水平面上の特徴

- 歩行周期を通じ，両側とも股関節が軽度内転位である。

時間－距離因子

- 軽度だが，患側（右）の単脚支持時間が短く，健側の歩幅が狭い。
- 歩隔が狭い。
- 健側と比較して，患側の足角が小さい。
- 歩行速度が極端に遅い印象は受けない。

HATの運動パターンの特徴

- 歩行周期中を通じ，骨盤が左へ回旋している。
- 荷重応答期に上部体幹が患側へ側屈する。
- 上肢の振りは肘関節の屈伸で起こっており，健常者にみられる上部体幹の回旋は少ない。

分析（原因の推察）

　診断名から主たる障害が荷重時の股関節痛であることは自明なので、股関節から異常な点の原因を推察する。
　荷重時の股関節痛から逃避するため、

1) 荷重応答期の衝撃を少なくするため、「足を置くようにして」爪先から接地させていた。これによりヒールロッカー*の機能が失われる代わりに、足部の機構で衝撃を吸収できる。

2) 荷重応答期、足関節を底屈させ、膝を過伸展させている。これは、より速く重心を前進させるための挙動で、結果として単脚支持時間が短くなる。

3) 骨盤回旋により足角は減少している。さらに、デュシャンヌ現象とみられる上部体幹の側屈が認められた。（実際の臨床では股関節痛の詳細な情報が必要だが、）身体重心は股関節の前外側を通過する。この軌道は、荷重応答期には大腿筋膜張筋の収縮方向と一致しており、中殿筋の出力不足、あるいは荷重痛による逃避性跛行であると推察される。

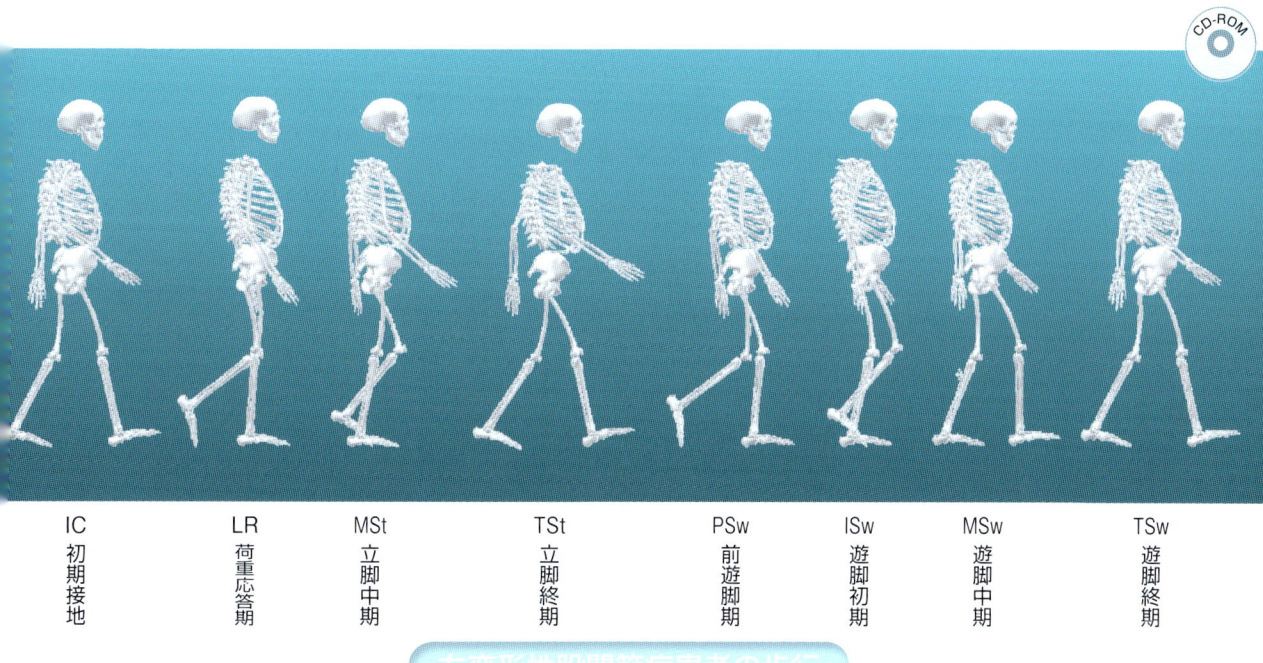

IC	LR	MSt	TSt	PSw	ISw	MSw	TSw
初期接地	荷重応答期	立脚中期	立脚終期	前遊脚期	遊脚初期	遊脚中期	遊脚終期

右変形性股関節症患者の歩行

【文献】

1) Hirschberg GG, Ralston HJ：Energy cost of stair-climbing in normal and hemiplegic subjects. Am J Phys Med. 44：165-168, 1965.
2) Rose J, Gamble JG, et al.：The energy expenditure index：a method to quantitate and compare walking energy expenditure for children and adolescents. J Pediatr Orthop. 11(5)：571-8. 1991.
3) McBeath AA, Bahrke M, Balke B：Efficiency of assisted ambulation determined by oxygen consumption measurement. J Bone Joint Surg Am. 56(5)：994-1000. 1974.
4) Perry J：Gait Analysis, SLACK, New York, 1992.
5) Whittle MW：Gait Analysis：an introduction third edition, Butterworth Heinemann, London, 2003.
6) Gotz-Neumann K. 月城慶一, 他訳：観察による歩行分析. 医学書院, 東京, 2005.
7) 中村隆一, 齋藤 宏, 長崎 浩：基礎運動学 第6版, 医歯薬出版, 東京, 2003.

Key Words

＊エネルギー消費最小 ……………………………………………………………………… p.6

　身体を前進させる際のムダな動き，すなわち重心の上下・左右の動きを如何に少なくするかが，エネルギー消費を少なくさせるために重要となる．歩行の決定因（gait determinance；骨盤回旋，骨盤傾斜，骨盤側方移動，立脚相の膝関節屈曲，膝関節と足関節の協調運動の5要因）がこの役割を担っている．また，筋の収縮状態も重要で，伸張性収縮では短縮性収縮と比較して，より少ないエネルギーで同等の張力を発揮する．これは筋の粘弾性要素による働きが加わるためである．

＊二関節筋の働き ……………………………………………………………………………… p.6

　歩行中，二関節筋の働きが重要となる相が存在する．
　1）初期接地時において，膝関節に伸展方向の床反力が加わる．この力はハムストリングスによって吸収される．同時に股関節では慣性力により屈曲方向の外力が加わっている．ハムストリングスは伸張された状態にあるので，効率よく股関節屈曲の制動も行う．
　2）前遊脚期において，膝関節に屈曲方向の床反力が加わる．この力は大腿直筋によって吸収される．同時に股関節は伸展し，大腿直筋は伸張された状態にあるので，効率よく振り出し（股関節屈曲）も行う．筋は伸張された後，大きな張力を発揮するという特性（stretch shortening cycle）を利用した動作である．

＊関節モーメント ……………………………………………………………………………… p.6

　関節トルクと定義されることもあるが，厳密には異なる．関節モーメントが内力であるのか，外力であるのか，定義が必要となる．本書では内力と定義している．力のモーメント＝力×（回転軸からの距離）なので，関節モーメント＝筋張力×（力学的テコの長さ）と考えてよい．ただし筋張力のベクトルの方向が重要で，力学的テコに対して垂直であれば筋張力は100％運動に役立つが，平行であれば運動に全く寄与しない．一方，身体に働く外力は重力，慣性力，床反力である．これらの発生する外力の関節モーメントと前述の内力の関節モーメントとは，方向が逆で，大きさが同じである（つり合いがとれている）．

＊床反力計 ……………………………………………………………………………………… p.12

　物体が床の上にある場合，物体は床を下向きに押している．これに対して，床は同じ大きさの力で上向きに物体を押している（反作用）．これが床反力である．動いている物体の場合，真下に床を押すことはほとんどないので，床反力ベクトルもあらゆる方向を指す．床反力計は床反力の大きさ，方向，床上の位置（床反力作用点，圧力中心ともいう）を計測する．「床を足底のどの部分で，どの方向に，どれぐらい強く押しているか」がわかる．

* **反張膝の原因** p.13

　膝関節伸展筋の筋力不足のほか，異常歩行においては隣接する股・足関節にも注目する．立脚期は足関節を中心とした倒立振り子であるため，下腿三頭筋の高緊張，あるいは尖足拘縮等により，荷重応答期に下腿が垂直位まで前傾させられなければ，上部に位置する膝関節を中心に振り子運動が起こる．その結果，大腿の前傾，すなわち膝関節は過伸展位となる．また，脳血管障害等で脊柱起立筋群の高緊張により骨盤帯が後退（retract）している場合も，荷重応答期の振り子運動が制動を受ける．この代償運動として上部体幹を瞬時に前屈させ，重心を前方に移動させる．したがって動作は極端に短時間にのみみられる．

* **力学的テコの長さ** p.14

　内力では，関節軸から筋の付着部までの距離を表す．外力では，関節軸から体節の重心までの距離を表す．長いほど大きな関節モーメントが発生する．

* **遊脚期のクリアランス** p.15

　遊脚中期，つま先が床に最も接近した際の距離は約5mmと非常に短い．これも歩行のエネルギー消費を最小化するのに役立っている．つま先が床にひっかからない限界の距離を実現するため，遊脚期の振り子運動を絶妙に利用している．遊脚初期，股関節は伸展位から中間位まで屈曲する際，膝関節は床に接近する．このとき膝は屈曲し，遊脚期のクリアランスを確保する．遊脚中期以降，股関節は中間位から屈曲位となるため，床から遠ざかる．これによって膝関節を伸展させ，接地の準備が可能となる．最大屈曲時の踵の床との距離は約1cmである．

* **逃避性跛行** p.39

　逃避性跛行とは1種類の歩行パターンを示すものではない．たとえば膝関節の運動時痛があれば，膝関節を固定して歩行する．あるいは踵に荷重痛があれば，つま先立ちで歩行する．このように疼痛の原因，種類，部位によって変化する．共通しているのは支持性に乏しく，単脚支持時間が短く，対側の歩幅が狭くなる点である．

* **側方不安定性** p.39

　変形性膝関節症においては，軟骨面後内側の変性，摩耗が生じる．その結果，荷重応答期に重心が支持脚に移動する際，摩耗した脛骨関節面に大腿骨が陥入する．その瞬間，膝関節の内反，側方移動が起こる．

* **ヒールロッカー** p.65

　正常歩行の足関節，足部のロッカー機能の一つ．ロッカーには「揺らすもの」という意味がある．踵接地から足底接地までは踵を軸とするヒールロッカー，続いて踵離地までの足関節を軸とするアンクルロッカー，続いて爪先離地までのMTP関節を軸とするフォアフットロッカーの計3つのロッカー機能により，圧力中心は滑らかに前進する．

Key Words

臨床実習のための CD-ROM付
歩行分析トレーニングブック　定価(本体2,000円+税)

2010年3月19日　第1版第1刷発行
2012年6月15日　　　第2刷発行
2014年6月5日　　　第3刷発行

編　集　臨床歩行分析研究会

発行者　古谷　純朗

発行所　金原出版株式会社
　　　　〒113-8687 東京都文京区湯島2-31-14
　　　　電話　編集(03)3811-7162
　　　　　　　営業(03)3811-7184
　　　　FAX　　(03)3813-0288　　　　　　© 2010
　　　　振替口座　00120-4-151494　　　検印省略
　　　　http://www.kanehara-shuppan.co.jp/　Printed in Japan
ISBN 978-4-307-25144-0　　　　　　　　印刷・製本／教文堂

JCOPY <㈳出版者著作権管理機構 委託出版物>
本書の無断複写は著作権法上での例外を除き禁じられています。複写される場合は，そのつど事前に，㈳出版者著作権管理機構（電話 03-3513-6969，FAX 03-3513-6979，e-mail：info@jcopy.or.jp）の許諾を得てください。

付属CD-ROMは，図書館等での非営利無料の館外貸出しに利用することができます。利用者から料金を徴収する場合は，著作権者の許諾が必要です。

小社は捺印または貼付紙をもって定価を変更致しません。
乱丁，落丁のものはお買上げ書店または小社にてお取り替え致します。